高原常用医学防护及用氧指南

主编 晋军 张钢

SWUP
西南大学出版社
国家一级出版社 全国百佳图书出版单位

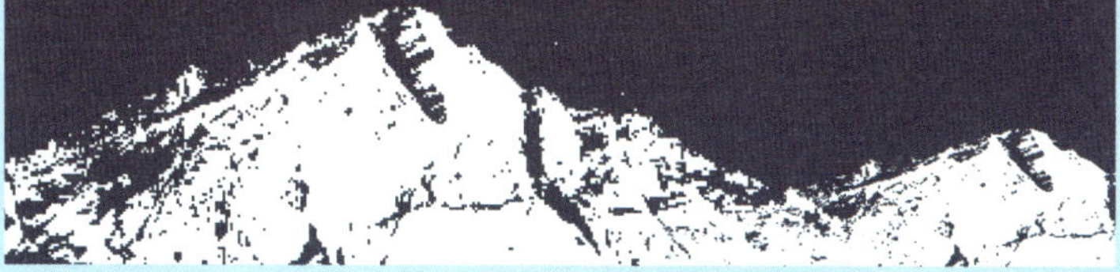

图书在版编目（CIP）数据

高原常用医学防护及用氧指南 / 晋军，张钢主编
. —重庆 ： 西南师范大学出版社，2021.5（2022.11重印）
ISBN 978-7-5697-0790-8

Ⅰ. ①高… Ⅱ. ①晋… ②张… Ⅲ. ①高原医学—指南 Ⅳ. ①R188-62

中国版本图书馆CIP数据核字（2021）第061678号

高原常用医学防护及用氧指南

GAOYUAN CHANGYONG YIXUE FANGHU JI YONGYANG ZHINAN

晋军 张钢 主编

选题策划：黄丽玉
责任编辑：黄丽玉
责任校对：杜珍辉
装帧设计：观止堂_未氓
排　　版：黄金红
出版发行：西南大学出版社（原西南师范大学出版社）
印　　刷：重庆康豪彩印有限公司
幅面尺寸：130 mm × 184 mm
印　　张：4.75
字　　数：80千字
版　　次：2021年5月　第1版
印　　次：2022年11月　第3次印刷
书　　号：ISBN 978-7-5697-0790-8
定　　价：35.00元

编委会

主编

晋　军　陆军军医大学第二附属医院

张　钢　陆军军医大学高原医学系

主审

黄　岚　陆军军医大学第二附属医院

丁小涵　中国人民解放军联勤保障部队第九四〇医院干部病房

董红梅　中国人民解放军联勤保障部队第九四一医院

副主编

高旭滨　陆军军医大学第二附属医院

刘　川　陆军军医大学第二附属医院

李小庆　陆军军医大学第二附属医院

贾倩羽　陆军军医大学第二附属医院

邱友竹　陆军军医大学第二附属医院

编者

晋　军　陆军军医大学第二附属医院

张　钢　陆军军医大学高原医学系

高旭滨　陆军军医大学第二附属医院

刘　川　陆军军医大学第二附属医院

李小庆　陆军军医大学第二附属医院

贾倩羽　陆军军医大学第二附属医院

邱友竹　陆军军医大学第二附属医院

张继航　陆军军医大学第二附属医院
李忠红　陆军军医大学士官学校
何沛逊　陆军军医大学第二附属医院
杨　杰　陆军军医大学第二附属医院
潘文旭　陆军军医大学第二附属医院
顾文竹　陆军军医大学第二附属医院
王　强　陆军军医大学特色医学中心

操作演示者

樊　宇　陆军军医大学第二附属医院
高智春　陆军军医大学第二附属医院
蒋　薇　陆军军医大学第二附属医院
周登禄　陆军军医大学第二附属医院
杨　浩　湖南泰瑞医疗科技有限公司
（制氧机、灌装机、氧气钢瓶规范化操作流程）

图片提供

于世勇　陆军军医大学第二附属医院
周述兵　自由摄影师

序

隆起的板块与缺乏的生命之源

地球围着太阳转的同时自身也在旋转。地球自转产生的巨大力量使地壳断裂漂移，印度板块和欧亚板块碰撞，欧亚板块隆起造就了地球上最为年轻的高原——青藏高原。青藏高原由于其无比的高海拔和巨大的面积，被誉为世界屋脊。这里高山巍峨，江河聚积。又有星罗棋布的湖泊和远看似山、近看为川的众多冰川，是多条内陆主要河流的发源地。高山分隔了印度洋的暖湿气流，在喜马拉雅山脉的南麓北坡形成了迥然不同的自然地理环境，也滋生了形形色色的生物种群，是成千上万种动植物的栖息繁殖地。世代在此居住的人们长期与内陆平原地区交流不便，培育了独特的高山文化。如此色彩纷呈的大好江山怎能不吸引天下游人纷至沓来！

然而，纵然梦幻高原被探险家描述得宛若天堂，也无法掩盖这样一个基本事实：高原虽好，但其神秘和多变让更多渴望一睹高原芳容的人望而却步！

是的，神秘而又多变的高原既令人神往又令人胆怯，其中最主要的因素是其缺少人类生存必不可少的氧气。

由于重力的作用，地球的大气层并非均匀分布，而是越靠近地心密度越高，而远离地心则密度越低。大气层由不同比例的各种气体组成，各种气体的比例相对稳定，主要气体均为氮气、氧气、二氧化碳、氢气和其他比例较少的一些气体。尽管不同部分的大气层各种气体含量比值一致，但随着海拔增高，密度却在降低，因而变得稀薄。也就是说，在远离地心的地方，大气层中一定体积中各种气体的数量都在减少，其中自然也包括氧气的减少。青藏高原突入苍穹，这里的空气密度平均只有海平面（平原地区）的 60%—70%，生活在这里的人比生活在海平面的人吸入更少的氧气。

缺氧是平原世居者进入高原后身体的最大挑战，也是高原诸多医学问题的根本原因。虽然超长时间和超强的紫外线照射、巨大的昼夜温差和局部地区的常年寒冷气候、地势地貌以及多变气象导致的强对流对进入高原的人体都会造成不同程度的影响，但是缺氧才是高原最具特征和持久的影响因素。

初进高原，由于缺氧，身体需要调整以重获机体内稳态。处理好氧的供需平衡是维持内稳态的焦点。而久居高原也会因低压缺氧引起系统及器官功能和结构变化，部分可能是病理性变化。

本书以缺氧与用氧为主线，围绕高原自然特征，机体在高原习服中各系统的变化，进入高原后因缺氧而发生的身体机能障碍和疾病，健康人群及常见慢性病患者急进高原医学指导，以及促进机体习服适应的急进高原措施，重点介绍针对高原病最为广泛和基础的干预手段——氧疗，系统详尽地介绍了最新的高原医学研究进展和实用指南。并为急进高原人群介绍了以临床医学原则为基础的预防、诊断和治疗手段。

初进高原旅行者、短期赴高原执行任务者以及医务工作者，都可以通过本书获得人在高原机能变化、高原病防治及规范用氧的科学知识。

黄岚

2020 年 6 月

目录

第一章

高原分布与特征

（一）高原定义

地理学上通常把海拔高度在 500 米以上的地区称为高原，而医学上的高原通常是指海拔高度在 2500 米以上的地区，因 2500 米是高原相关疾病发生的临界海拔高度。地理学上根据不同的海拔高度，可将高原分为一般高海拔（2500—＜3500 米），超高海拔（3500—5800 米），极高海拔（5800—8000 米）和死亡禁区（＞8000 米）。

（二）高原地理分布

1. 世界高原分布

全球高原地区众多（表 1-1）。巴西高原是世界上除了南极洲以外的面积最大的高原，约 500 万平方千米，但平均海拔较低，一般在 300—1500 米左右，对人的生理影响较小。青藏高原是世界上最高的高原，也是中国最大的高原，以“世界屋脊”“世界第三极”著称。此外，还有帕米尔高原、玻利维亚高原、厄瓜多尔高原、埃塞俄比亚高原、墨西哥高原、云贵高原、亚美尼亚高原等。

表 1-1 世界主要高原分布、海拔高度及面积

高原名称	地理位置	平均海拔 / 米	面积 / 平方千米
青藏高原	亚洲	4000（以上）	250 万
帕米尔高原	亚洲	4000	10 万
玻利维亚高原	南美洲	3800	35 万
厄瓜多尔高原	南美洲	3000	15 万
埃塞俄比亚高原	非洲	2200	45 万
墨西哥高原	北美洲	2000	35 万
云贵高原	亚洲	2000	50 万
亚美尼亚高原	亚洲	2000	30 万

2. 中国高原分布

我国高原面积广阔，包括：青藏高原、内蒙古高原、黄土高原、云贵高原和帕米尔高原。除青藏高原外，其余高原平均海拔不超过 2000 米，但部分山脉海拔可达 6000 米。

（三）高原自然环境特征

1. 青藏高原

是世界上平均海拔最高、最年轻的高原，平均海拔 4000 米以上（其中川西高原为青藏高原东南缘和横断山

脉的一部分），青藏高原可分为西藏高原和青海高原。西藏高原被喜马拉雅山、昆仑山和唐古拉山所环绕，呈现出西北高、东南低的态势，按地形西藏高原又可分为藏北高原、藏东及喜马拉雅山高山峡谷、藏南谷地。青海高原位于青藏高原的东北部，其中昆仑山最高峰海拔7720米，最低的青海民和县下川口地区海拔不足1700米。按地形青海高原又可分为祁连山地、柴达木盆地和青南高原。

青藏高原地表形态多样，一般由高山峡谷、盆地、草原、戈壁等组成。随着海拔的攀升，呈现不同的地形地貌。如西藏中南部，山底气候温和，雨水充足，森林密布；山腰多为灌木林和草甸；而山顶空气稀薄，雪峰突兀林立。雅鲁藏布江南面矗立着喜马拉雅山，北面为冈底斯山和念青唐古拉山脉，南北之间为藏南谷地，沿岸多局部平原。藏北高原冰川广布，山间多戈壁、湖泊、盆地、沼泽地。

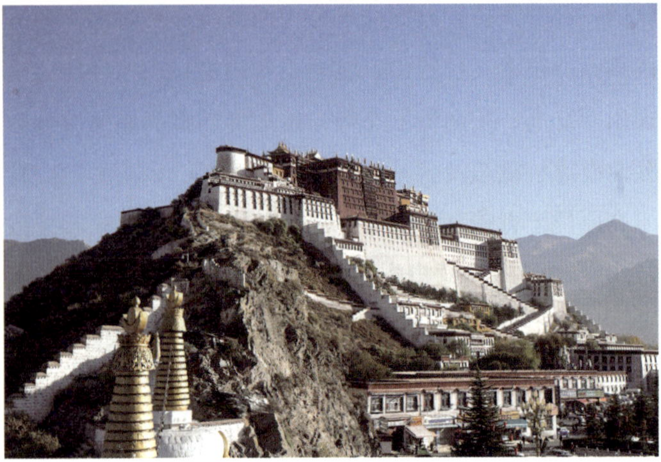

图 1-1 布达拉宫

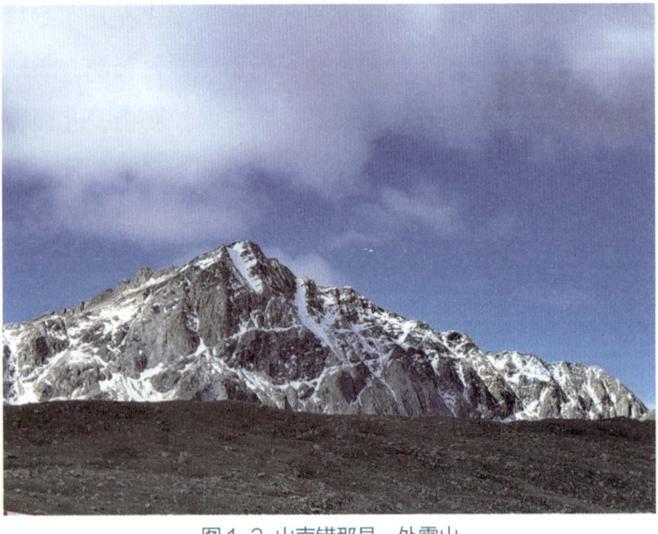

图 1-2 山南错那县一处雪山

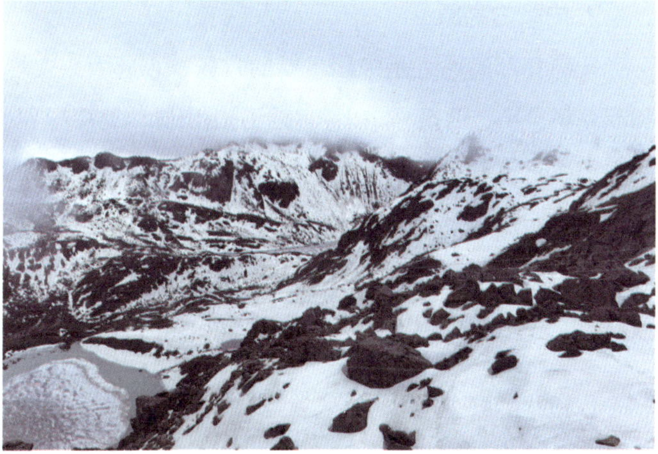

图 1-3 高原湖泊

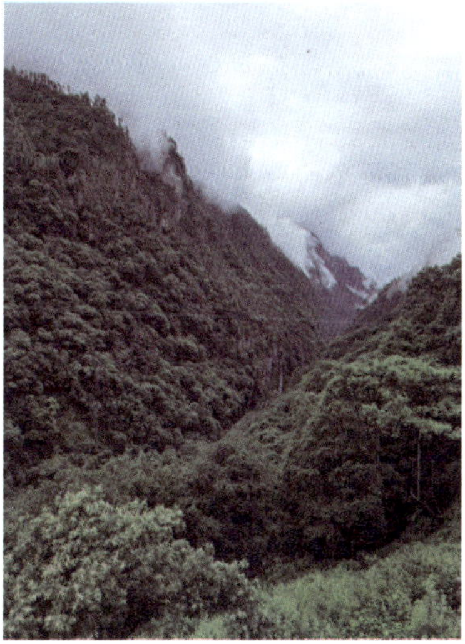

图 1-4 藏南谷地水草丰美，森林密布

2. 内蒙古高原

又称北部高原，是中国重要的牧场，东起大兴安岭和苏克斜鲁山，西至马鬃山，南至阴山山脉，北接国界，涵盖内蒙古、甘肃、宁夏和黑龙江等地区，地势南高北低，海拔高度一般在1000—1500米。包括乌兰察布高原、呼伦贝尔高原、乌珠穆沁高原、鄂尔多斯高原、阿拉善高原。

3. 黄土高原

位于内蒙古高原南部，东起太行山，西至乌鞘岭，南抵秦岭，北达长城，包括山西省全部，陕西省北部，甘肃省中部、东部及宁夏回族自治区东南部，河南省西部以及内蒙古、青海各一部。海拔高度一般在800—3000米。其地势西北高，东南低，自西北向东南呈波状下降。六盘山以西海拔高度一般在2000—3000米，是黄土高原地势最高的地区。

4. 云贵高原

位于我国西南部，涵盖云南省东部、贵州全省、广西壮族自治区西北部及四川、重庆南部、湖北、湖南边境地区，地势西北高、东南低，面积与黄土高原大致相似。海拔高度一般在400—3500米。

（四）气候环境特征

1. 低压、低氧

随着海拔的增高，气压有规律地降低，海拔每升高1000米，相对大气压大约降低12%，空气密度降低约10%。大气中氧的百分比相对恒定为21%，而氧分压等于大气压与氧含量之积，故海拔增高时，氧分压随大气压的降低而降低，氧分压的降低使人获氧不足，随之产生一系列缺氧体征。

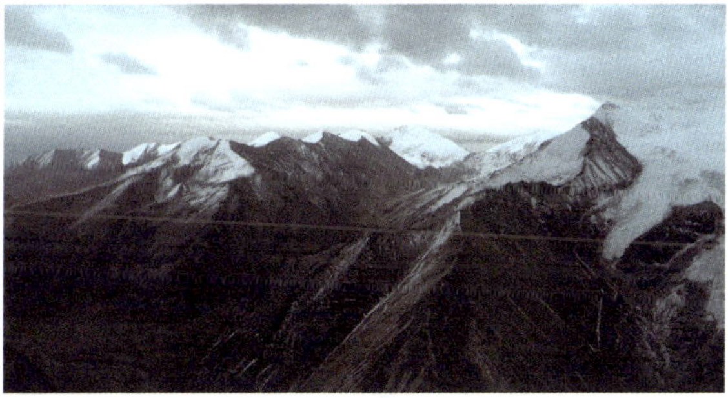

图1-5 青藏高原雪山

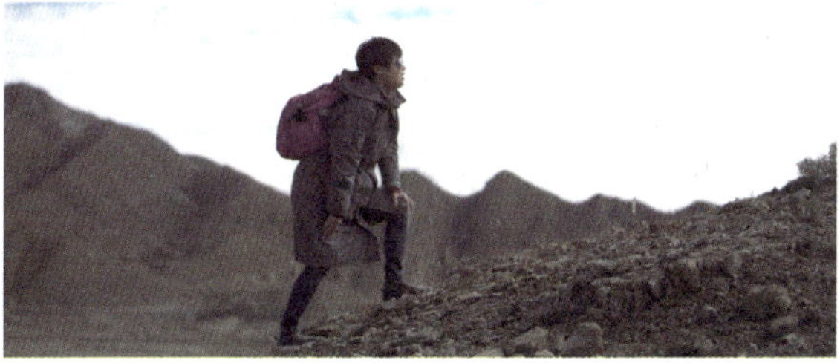

图1-6 高原旅人

2. 温差大

高原气温随海拔升高而降低（一般情况下，海拔每升高 100 米气温下降约 0.6℃），但亦受纬度、季节、主要风向及其他条件的影响。青藏高原的气温具有以下特点：较少受海洋季风的影响，多为大陆性气候，气温一般较低，昼夜温差大及向阳面和向阴面温差大。由于高原地区空气稀薄，大气层保温能力下降，加之地面植被少，降雨量小，风大且气候干燥，纵使日间太阳辐射强，但夜晚散热快，致使夜晚严寒。同样的原因，在日光直接照射的阳面，温度相对高，而背阴面由于无阳光照射，温度相对低。

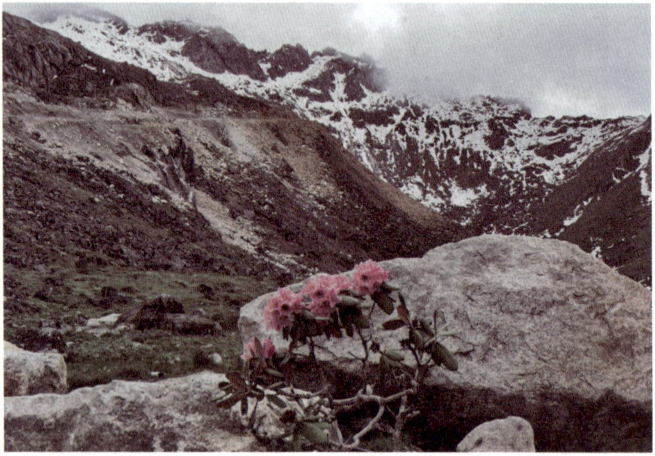

图 1-7 绽放的映山红，体现高山温差

3. 风大干燥

随着海拔的升高，空气流速也相对增大，加之高原地形复杂，风速、风力、风向常因地形的变化而变化。风速愈大，皮肤表面的有效温度下降愈快，另外空气的绝对湿度也随着海拔升高而降低，同时日照时间长、水分蒸发快，故高原气候干燥。

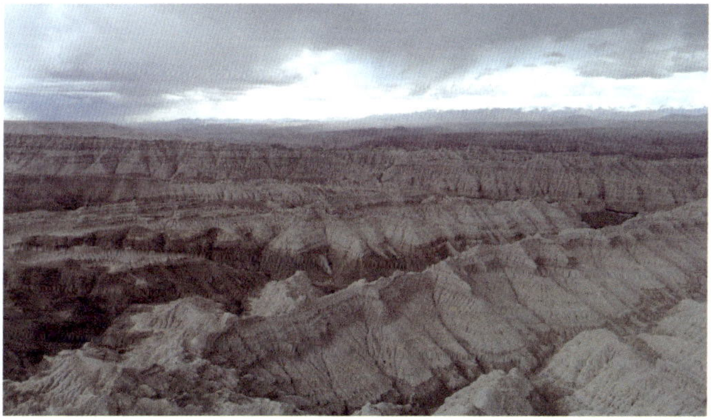

图 1-8 裸露的山脉

4. 自然灾害多

青藏高原地势险峻，地形复杂，气候多变，为自然灾害提供了较好的孕灾条件。自然灾害总体上点多面广，灾害类型主要包括：地震、泥石流、崩塌、滑坡、冰湖溃决、山洪、雪灾、干旱和冻胀融沉等。如西藏山南地区，祁连山、可可西里和小唐古拉山区，全年以降雪为主，雪线以上有永久性积雪和冰川，雪线以下山谷口和山的背风面积雪可达数米，常造成大雪封山，交通堵塞，雪积太厚和融雪季节可引发雪崩、山洪等自然灾害。青藏高原仍在隆起，地层岩性复杂，地质结构不稳，易诱发灾害链，同时高山峡谷区暴雨频发，山体易崩塌、滑坡，泥石流时有发生。

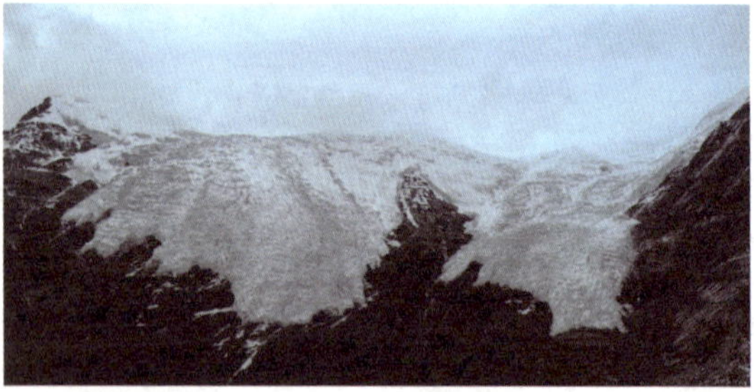

图 1–9 积雪

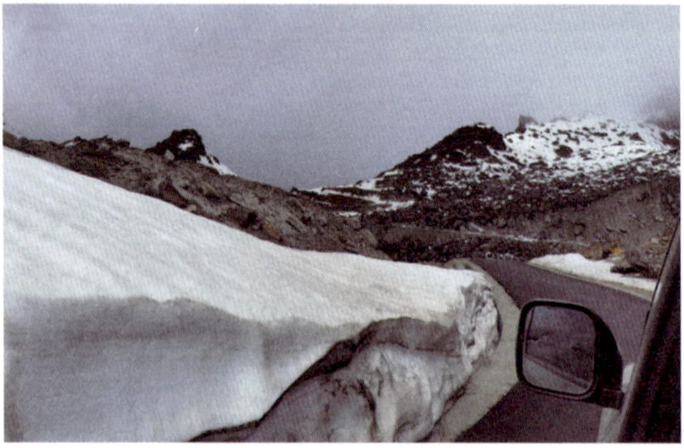

图 1–10 经年不化的积雪

5. 紫外线辐射强

随着海拔升高空气愈发稀薄，加之日照时间增长，空气干燥，大气透明度增加，太阳辐射透过率增加。一般情况下，海拔每升高 1000 米，辐射强度就增加 10%，加之积雪反射，在缺乏防护的情况下，可对皮肤及眼睛造成不同程度的损伤。

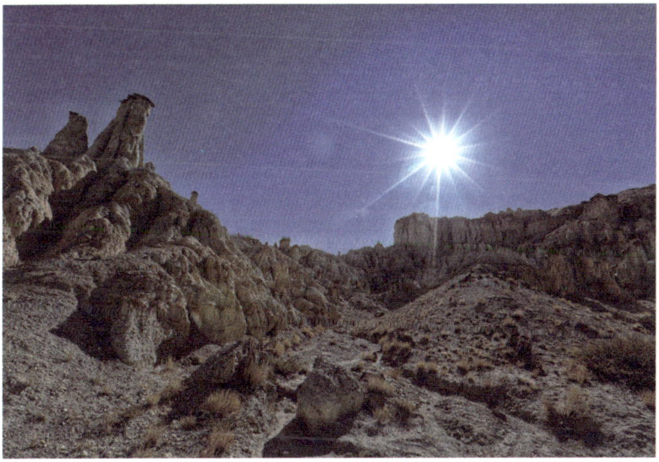

图 1-11 紫外线辐射强

（五）进入青藏高原交通方式及路线

现代交通工具的发达，提供了多种进入高原的选择，人们可以通过飞机、火车、汽车等方式进入高原。不同交通工具进入高原的途径、速度以及人体体力消耗各不相同，对进入高原人体有不同的影响，需要不同的习服适应策略；但无论选用何种交通工具，均需保持良好的身体心理状态，充足的休息睡眠，做好预防高原反应的准备。

1. 飞机

中国民航总局对高原机场的定义是海拔高于 1524 米（含）的机场。其中机场标高 1524 米—2438 米的机场为一般高原机场，2438 米以上的机场为高高原机场（表 1–2）。

表 1–2 我国部分高高原机场

海拔排名	机场名称	所在省、区	所在地、市、州	海拔/米	跑道长度/米	最近城镇	与最近城镇距离/千米
1	稻城亚丁机场	四川	甘孜州	4411	4200	稻城县	50
2	昌都邦达机场	西藏	昌都市	4334	5500	昌都镇	136
3	阿里昆莎机场	西藏	阿里地区	4274	4500	狮泉河镇	45
4	康定机场	四川	甘孜州	4242	4000	康定	38
5	甘孜格萨尔机场	四川	甘孜州	4068	4000	甘孜县	52
6	玉树巴塘机场	青海	玉树州	3905	3800	结古镇	26
7	果洛玛沁机场	青海	果洛州	3788	3800	玛沁县	7.5

海拔排名	机场名称	所在省、区	所在地、市、州	海拔/米	跑道长度/米	最近城镇	与最近城镇距离/千米
8	日喀则和平机场	西藏	日喀则市	3782	5000	日喀则	43
9	拉萨贡嘎机场	西藏	山南市贡嘎县	3570	4000	拉萨	53
10	红原机场	四川	阿坝州红原县	3535	3600	红原县	48
11	九寨黄龙机场	四川	阿坝州松潘县	3448	3370	川主寺镇	12
12	泸沽湖机场	云南	丽江市宁蒗县	3294	3400	宁蒗县	70
13	迪庆机场	云南	迪庆州香格里拉市	3288	3600	香格里拉市	5
14	甘南夏河机场	甘肃	甘南藏族自治州夏河县	3190	3200	夏河县	72
15	祁连机场	青海	祁连县	3163	3400	祁连县	38
16	林芝米林机场	西藏	林芝市	2949	3000	八一镇	50
17	茫崖花土沟机场	青海	茫崖市	2906	3600	花土沟镇	7
18	德令哈机场	青海	海西州德令哈市	2862	3000	德令哈市	29
19	格尔木机场	青海	格尔木市	2842	4800	格尔木	20
20	神农架机场	湖北	神农架林区	2585	2800	红坪镇	–

2. 火车

进藏铁路，主要有以下几条线路：

青藏铁路，连接青海西宁至西藏拉萨，线路全长1956千米，是世界上海拔最高、线路最长的高原铁路。

川藏铁路，起于四川成都，经蒲江、雅安、康定、理塘、左贡、林芝、山南，最终到达西藏拉萨，目前在建中。

滇藏铁路，云南昆明到西藏拉萨的铁路，目前在建中。

甘藏铁路、新藏铁路，目前正在规划中。

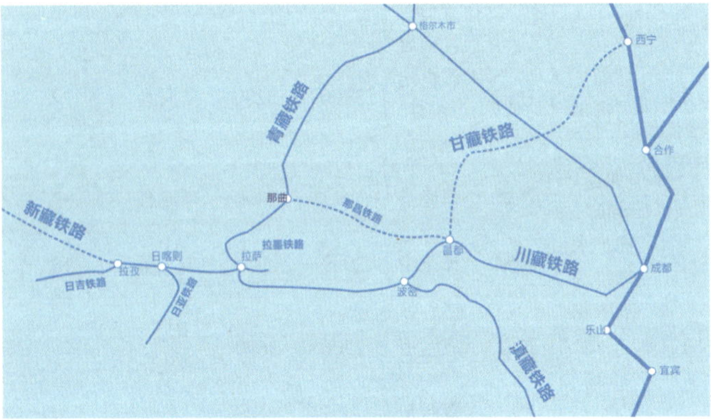

图 1-12 进藏铁路线路图

3. 公路

（1）川藏线

川藏北线荒凉而开阔，沿线多为牧区，人口稀少，景色原始壮丽，目前未完全商业化，已打通雀儿山、斜拉山、矮拉山等隧道。川藏南线被誉为“景观大道”，目前已打通的隧道有高尔寺山隧道、剪子湾山隧道、理塘隧道、米拉山隧道等，全程大多是柏油路。

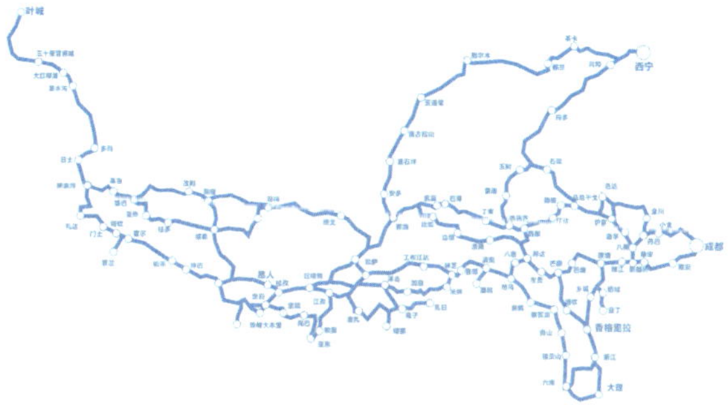

图 1-13 进藏公路部分线路图

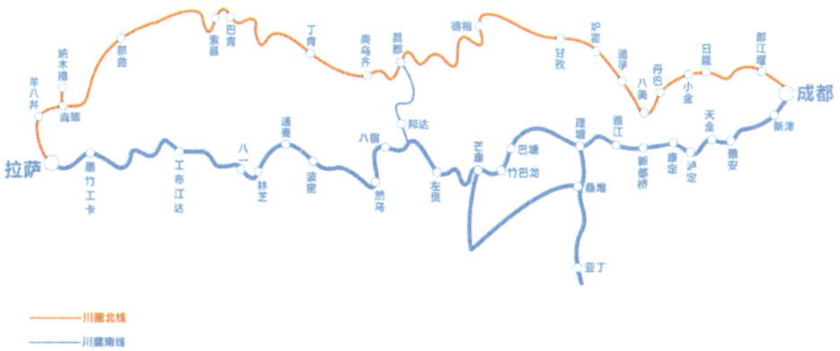

图 1-14 川藏公路线路图

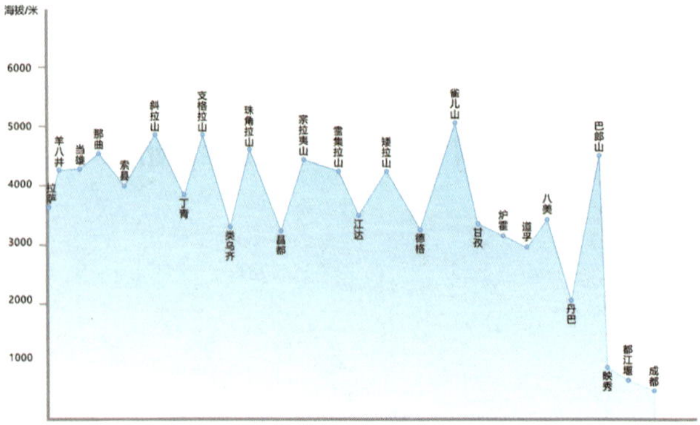

图 1-15 川藏公路北线海拔图

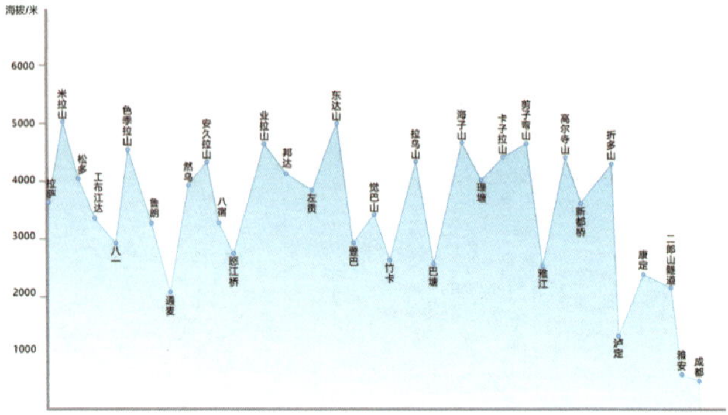

图 1-16 川藏公路南线海拔图

（2）青藏线

青藏线是目前世界上海拔较高、线路较长的柏油公路，途经昆仑山、唐古拉山，横穿可可西里，可看到草原、盐湖、戈壁滩等景观。

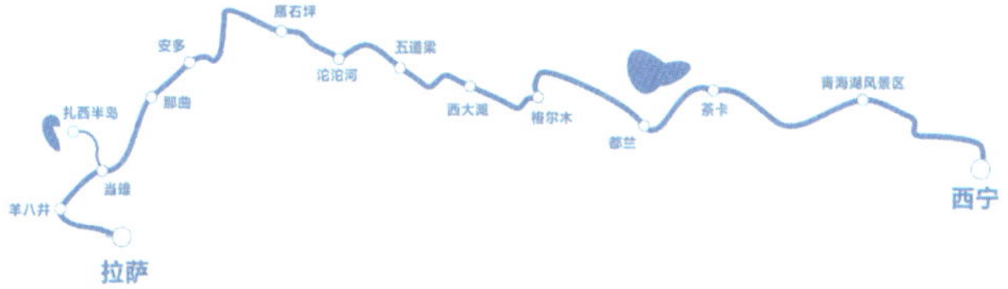

图 1-17 青藏公路线路图

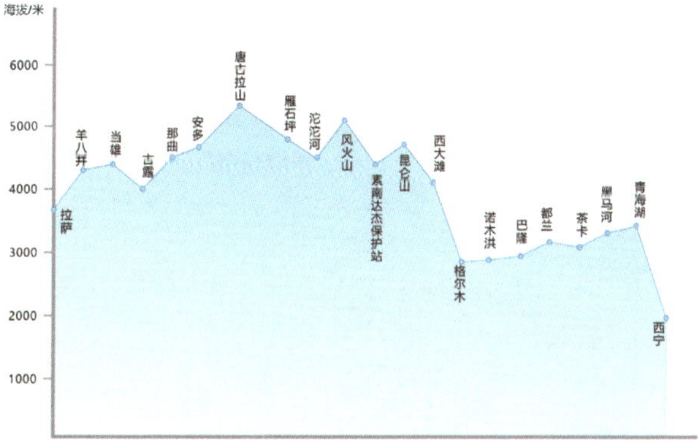

图 1-18 青藏公路海拔图

（3）滇藏线

滇藏北线是中国最美的进藏公路，穿行金沙江、澜沧江、怒江，途经玉龙、哈巴、白茫及梅里雪山，高峡平湖、亘古冰川，风光隽丽。滇藏南线丙察察线，既往是云南怒江贡山的丙中洛经西藏的察瓦龙至察隅的简易道路，如今该路段已经改建，为滇藏新通道。

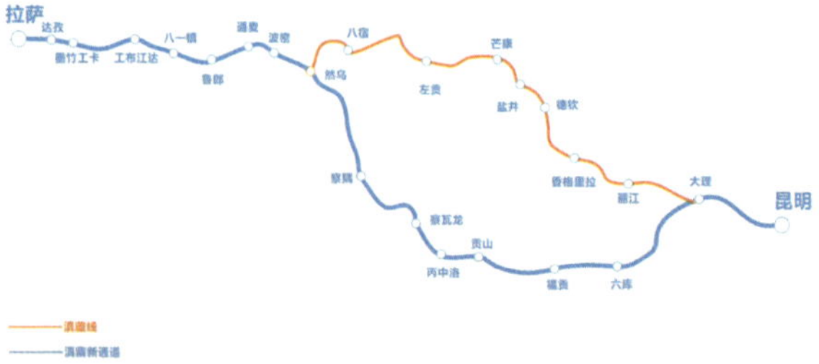

图 1-19 滇藏公路线路图

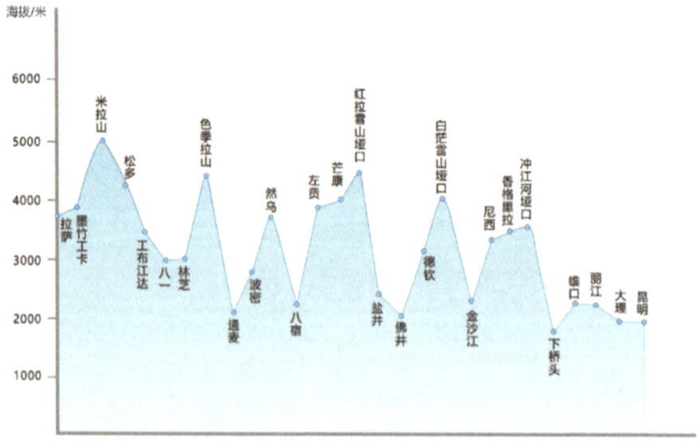

图 1-20 滇藏公路海拔图

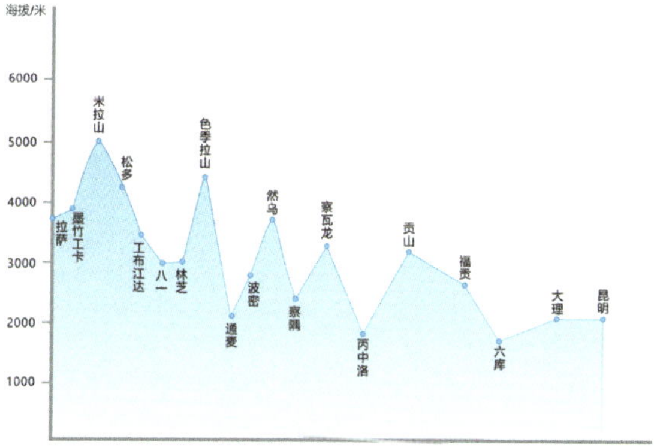

图 1-21 滇藏新通道海拔图

（4）新藏线

新藏线是要翻越 5 座海拔 5000 米以上高山的“天路”，冰山达坂（即“山口”）16 个、冰河 44 条，平均海拔 4500 米以上，是世界上海拔较高的公路。

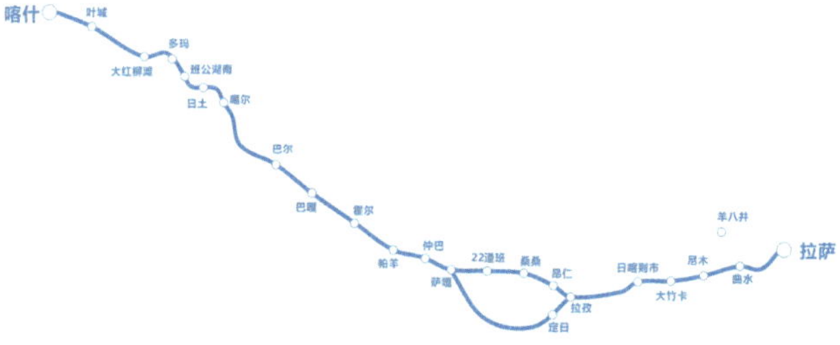

图 1-22 新藏公路线路图

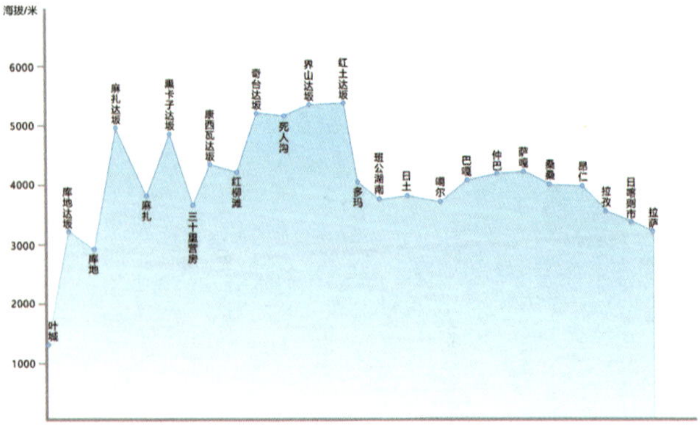

图 1-23 新藏公路海拔图

第二章

高原生理反应

正常人体氧摄取量由吸入气氧分压和肺泡通气量共同决定。随着海拔的升高，气压逐渐降低，导致吸入气氧分压下降。无论在海平面还是在高海拔地区，氧气都占吸入空气中总气体分子的近 21%，随海拔高度变化的主要是大气压力，在高原影响吸入气氧分压的主要是大气压。通过公式我们可以了解：吸入气氧分压（PiO_2）$=FiO_2$（吸入气氧浓度）×（大气压－47），呼吸时水蒸气分压恒定为 47 毫米汞柱（1 毫米汞柱 =133 帕）。在平原肺泡气氧分压为 100 毫米汞柱。肺泡气氧分压的计算公式是：$P_AO_2=(PiO_2-PaCO_2\times 1/R)$（$P_AO_2$ 为肺泡气氧分压，$PaCO_2$ 为动脉二氧化碳分压，呼吸商 R=0.8）。如在海拔 3000 米左右时，虽然吸入空气中氧气的百分比相同，但是更低的气压导致肺泡氧分压约为 67 毫米汞柱。

“高原习服”过程引起的一系列生理反应有助于维

持在高海拔地区向组织细胞输送和供应足够的氧气。而这些关键生理反应包括增加通气量、心输出量、红细胞数量和血液氧气携带能力等。

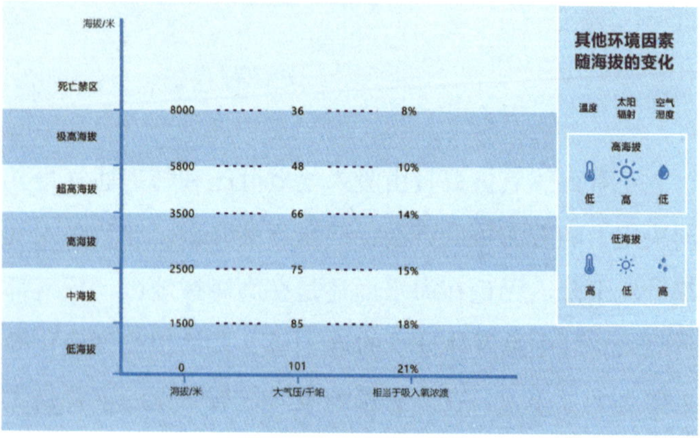

图 2-1 海拔高度氧分压图

图片来源：Parati G, Agostoni P, Basnyat B, et al. Clinical recommendations for high altitude exposure of individuals with pre-existing cardiovascular conditions: A joint statement by the European Society of Cardiology, the Council on Hypertension of the European Society of Cardiology, the European Society of Hypertension, the International Society of Mountain Medicine, the Italian Society of Hypertension and the Italian Society of Mountain Medicine. Eur Heart J. 2018. 39 (17) : 1546-1554.

（一）呼吸系统

初上高原时，动脉氧分压的降低会刺激颈动脉体外周化学感受器，导致呼吸频率增快和每分钟通气量增加。此外，进行体力活动时机体中可能会发生轻微的肺间质渗液降低肺泡弥散能力。缺氧诱导的过度通气可导致低碳酸血症和呼吸性碱中毒，将会减弱缺氧通气反应。过度通气加上低碳酸血症，会导致异常的呼吸调节环路增益，引起夜间周期性呼吸的出现。这是一种主要发生在睡眠期间的异常通气模式，中枢性睡眠呼吸暂停或低通气与过度通气交替出现。然而，人体在高原暴露数天至数周后，动脉血氧含量逐渐增加且动脉二氧化碳分压降低，外周化学感受器对缺氧的敏感性增加，导致交感神经兴奋性进一步增加和通气增强，称为“通气习服”。

（二）循环系统

在进入高原后的前几个小时，交感神经兴奋性增加导致心律增快、心肌收缩力增强、血压升高，心输出量增加。高原习服一段时间（3—5 天）后，心率进一步增快，每搏输出量下降，心输出量降低至平原水平。通常，在高原环境下，左心室收缩功能不变或增强，而舒张功能降低。

高原缺氧导致肺泡缺氧和低氧血症，通过兴奋交感神经诱导肺血管收缩，引起肺血管阻力和肺动脉压力升高，有利于改善通气－血流比例，但也有进一步进展为肺水肿或右心衰的风险。然而人体在高原暴露时，心脏能量代谢显著降低，在返回平原6个月后恢复。能量代谢降低可能是机体对持续高原低氧的普遍反应，并且可能是缺氧导致心脏功能障碍的重要机制。

（三）神经系统

由于大脑代谢旺盛、耗氧量大，并且主要依赖葡萄糖有氧氧化提供能量，大脑皮质对缺氧极其敏感。进入高原后的最初几个小时，脑血管扩张、血流量增加、颅内压力升高，大脑皮质出现兴奋性增强，可有头痛，注意力、记忆力和判断力减弱，失眠，步态不稳等临床表现。当长期处于高原缺氧环境时，脑组织无氧代谢增强，三磷酸腺苷（ATP）生成减少，能量供应减少，发生脑细胞膜钠泵功能障碍，脑细胞钠水潴留，脑组织水肿严重时出现共济失调、意识模糊等，甚至发生高原脑水肿等危急重症。

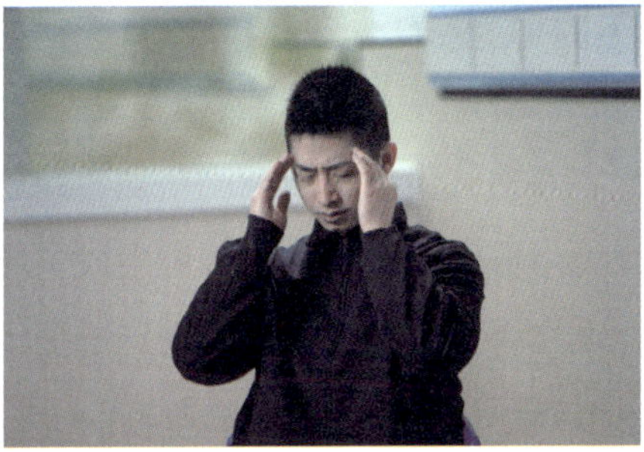

图 2-2 头痛

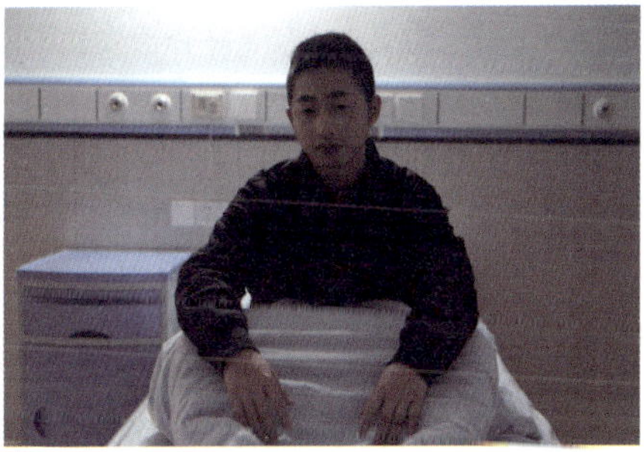

图 2-3 失眠

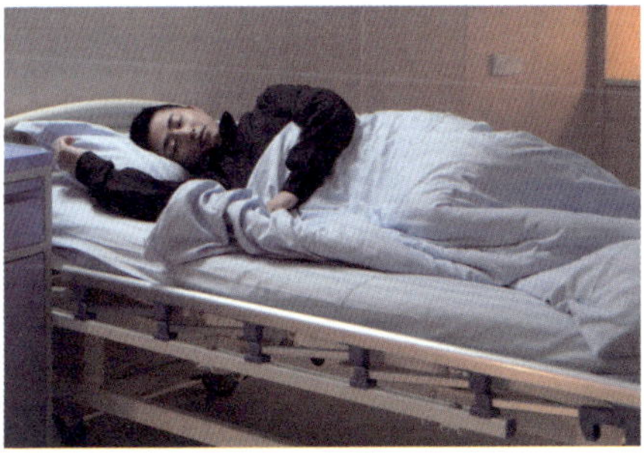

图 2-4 嗜睡

（四）血液系统

进入高原后前几天，缺氧导致的多尿引起轻度脱水，使血细胞比容和血红蛋白浓度急剧增加，此后由肾脏产生的促红细胞生成素刺激新的红细胞生成，增加了红细胞的数量，血红蛋白浓度进一步升高，增加了血液运氧能力，但也可能导致血液黏滞度增加。

高原暴露导致红细胞内 2,3- 二磷酸甘油酸（2,3-DPG）浓度增加，使氧离曲线右移，在组织氧分压水平更有利于血液中的血红蛋白释放氧，增加向组织供氧，而这一效应与呼吸性碱中毒导致的氧离曲线左移相对立，故最终取决于两种机制共同作用的净效应，并且这种净效应是可变的。

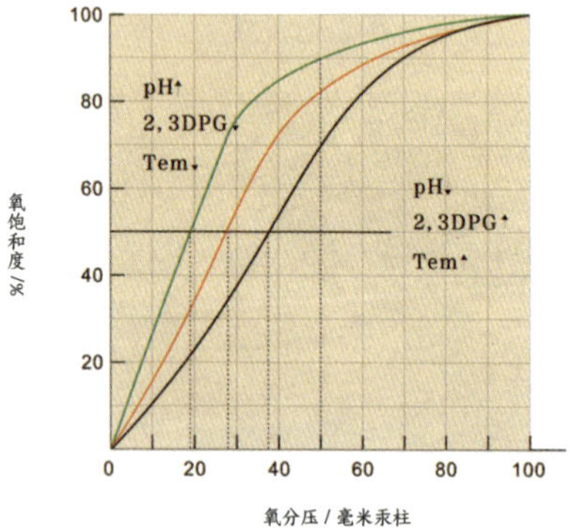

图 2-5 氧分压与氧饱和度的关系——氧离曲线

（五）消化系统

进入高原常导致胃肠功能紊乱，主要临床表现为食欲减退、恶心、呕吐、腹胀、腹泻等，是进入高原人群不可忽视的一种高原反应。如果高原胃肠道反应得不到及时控制将造成肠黏膜的出血、充血、淤血、糜烂、溃疡，是急性重症高原病并发多器官功能障碍综合征的重要原因。这些改变主要与急进高原胃肠黏膜屏障功能减退、肠道细菌入血、自由基产生以及胃肠激素分泌紊乱有关。

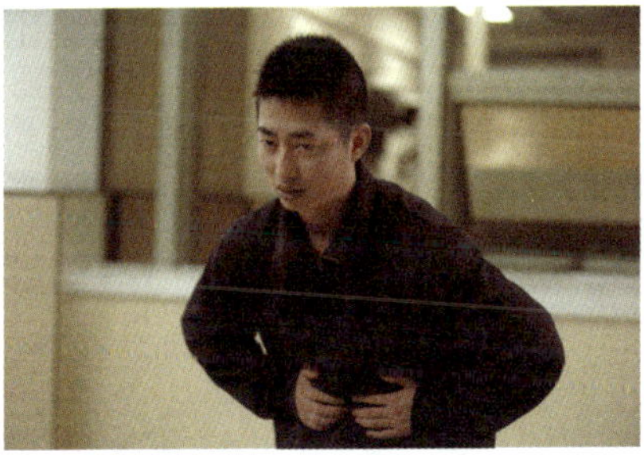

图 2-6 腹部不适

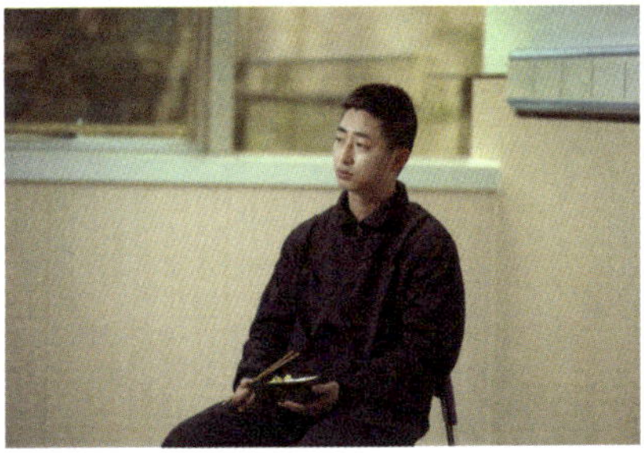

图 2-7 食欲减退

（六）其他系统

除上述系统外，人体其他系统对高原暴露也有一定的生理反应。高原缺氧可导致肾素－血管紧张素系统激活，相应激素分泌增多，引起血压增高。高原寒冷、低压低氧环境可使促甲状腺激素释放激素增加，进一步刺激促甲状腺激素生成增多，进而引起游离三碘甲状腺原氨酸 、游离甲状腺素水平升高。同时，高原环境对心理情绪的影响也十分突出，相当一部分人初进高原后，由于缺乏对高原相关知识的了解，加上高原相关症状的出现，会导致精神上的烦躁和恐惧。

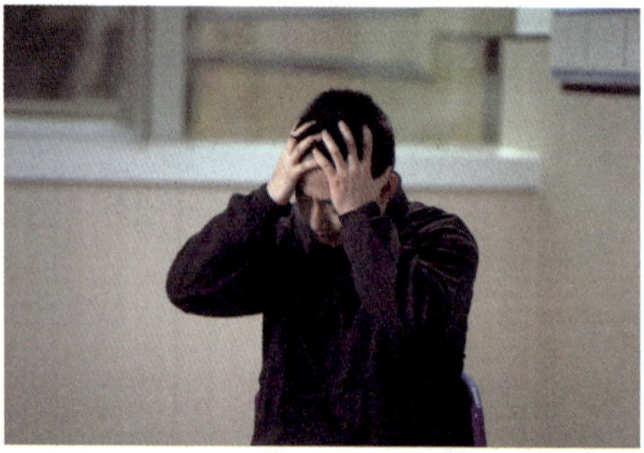

图 2-8 焦虑不适

第三章
慢性病患者急进高原医学指南

（一）慢性阻塞性肺疾病（COPD）

在平原患 COPD 者存在不同程度的呼吸困难和低氧血症。理论上，高原暴露会导致 COPD 患者症状加重，但目前相关研究证据缺乏。而对于有严重肺大泡的 COPD 患者，尽管急进高原没有证据表明会增加肺大泡破裂和气胸形成的风险，但仍不能认为整体安全。常驻高原的 COPD 患者，由于高原低氧、气候干燥寒冷，容易加重原有的低氧血症、肺动脉高压以及呼吸循环衰竭。因此，对于 COPD 患者来说，高原是其潜在的威胁，急进高原应谨慎，尤其应当避免长期居住高原。

（二）支气管哮喘

高原低氧增加呼吸负荷，高原冷空气增强气道反应性。急进高原支气管哮喘患者急性发作显著增加。而对于常驻高原患者，哮喘发生率及夜间症状发生率低于平原人群。这可能与高原地区过敏原相对较少有关，急进高原与常驻高原对支气管哮喘患者的影响是不一样的。因此，支气管哮喘患者急进高原应谨慎，须咨询相关医务人员。

（三）高血压

人体血压值随着海拔升高而同步增高，在到达高原数小时后增加（尤其是在夜间），持续十余天。对于血压控制良好或轻度高血压患者，在有效控制血压的前提下，可到达海拔 4500 米以上地区；对于二级以上高血压患者，应当在急进高原前及在高原逗留期间密切监测血压值；而对于血压未控制或重度高血压患者，为了防止器官损伤，应避免进驻高原。

在药物使用方面，非选择性 β 受体阻滞剂卡维地洛可显著降低高原暴露的血压反应，但可导致动脉血氧饱和度及运动耐量的降低，故不推荐使用。相比之下，高选择性 β1 肾上腺素能受体阻滞剂奈比洛尔也能降低对高原环境的升压反应，保持正常的夜间血压轻微下降，并且对高原运动耐量影响较小。长效血管紧张素Ⅱ受体阻断剂替米沙坦仅在 3400 米高原环境下单用能有效降压，而在 5400 米海拔则无效。此时，可选择联用钙通道阻滞剂。严重高血压患者或存在中－高危心血管风险的高血压患者计划进入高原，须咨询医生，调整降压治疗方案。

（四）缺血性心脏病

既往研究表明久居中等海拔地区可能是有益的，可以减少心血管疾病的死亡率。然而，高原环境对既往心血管病患者急进高原更具挑战性。由于患有冠心病的人群存在动脉粥样硬化性病变和微血管功能障碍，其暴露于高原可能会面临更多的缺血、缺氧问题。然而，目前还未确定高原环境是否会诱发冠心病患者出现心肌缺血。所有冠心病患者，应继续在高原地区服药。所有治疗方案的改变必须提前咨询医生并经医生同意，尤其是药物洗脱支架植入术后的双联抗血小板治疗。在低海拔地区不从事体力活动的人，不建议在高原地区从事体力活动。在高原上，乙酰唑胺可以降低患者心内膜缺血的风险，因此，乙酰唑胺在预防急性高原病的同时，对冠心病患者可能是有益的。血运重建患者，无论是接受了经皮冠状动脉介入治疗支架植入术还是冠脉搭桥术，应在术后6—18个月后进行评估，以确定是否适合进入高原。

（五）心力衰竭

心力衰竭常与许多疾病共存，如肺动脉高压、慢性阻塞性肺疾病、慢性肾脏病、心肌缺血、贫血以及血栓形成等，这可能使心衰患者更容易受到高原环境的影响。尽管如此，研究发现心衰患者短时间内模拟高原暴露是安全的，即使是进行轻度的体育锻炼也是安全的。纽约心功能分级Ⅱ级的稳定期心衰患者短期高原暴露（3454米）未引起心律失常或超声心动图改变，但引起肺动脉收缩压增加。纽约心功能分级Ⅲ－Ⅳ级的严重心衰稳定期患者在3000米左右的模拟高度上也未出现心绞痛、心律失常或心肌缺血的表现。对于所有心力衰竭患者，建议缓上高原，到达海拔2500米及以上时，建议上升速度不高于300—500米/天；仔细评估心衰的合并症（如肺动脉高压、贫血、睡眠呼吸暂停综合征等），仔细评估心衰药物（特别是利尿剂及β受体阻滞剂），优选选择性β1受体阻滞剂。对于纽约心功能分级Ⅰ－Ⅱ级的稳定期心力衰竭患者，到达海拔3500米地区可能是安全的，在高原上，不建议超过中度以上体力活动；对于纽约心功能分级Ⅲ级的稳定期心力衰竭患者，到达海拔3500米地区可能是安全的，在高原上，不建议超过轻度以上体力活动；纽约心功能分级Ⅳ级或不稳定期的心力衰竭患者，应避免高原暴露。

在心衰药物使用方面需要谨慎，如β受体阻滞剂和血管紧张素转换酶抑制剂，虽然这些药物对心衰患者十分重要，但是血管紧张素转换酶抑制剂和血管紧张素受体阻断剂会减弱肾脏产生促红细胞生成素的能力，并可能限制血细胞压积和血氧容量的代偿性升高，而这些作用在高原上是非常重要的。研究发现，在高原上，健康受试者接受卡维地洛组（非选择性 α1、β1、β2受体阻滞剂）较奈比洛尔组（选择性 β1受体阻滞剂），运动通气量峰值及摄氧量峰值均较低。卡维地洛还可以降低运动中的过度通气，这种效应在高原上可能引起不利的反应，不推荐使用。此外，利尿剂的使用应基于对早期脱水或体液增加的整体评估。在诸多利尿剂中，应着重考虑乙酰唑胺，它是一种碳酸酐酶抑制剂，具有轻度利尿作用，常用于高原病预防和治疗。应强调的是，在高原上同时服用乙酰唑胺和其他利尿剂会增加脱水和电解质失衡的风险，因此需要仔细评估。

（六）心律失常

高原暴露导致交感神经活性增强和血氧饱和度下降，此外，右心室负荷和细胞跨膜转移钾增加，这可能是在高原环境发生心律失常的基础病因。然而，健康人群低压低氧条件下发生恶性心律失常的风险较低，而心脏病患者可能增加心律失常的风险，但有待证实。现有的研究尚不能证实高原暴露会增加威胁生命的心律失常的发生风险。不建议容易出现严重心律失常的患者暴露在 3000 米以上的海拔（特别是室性心律失常的患者），并且应当避免进入医疗设施缺乏的偏远地区。

（七）肺动脉高压

已证实肺动脉高压患者长期缺氧期间吸氧的必要性。对于世卫组织心功能分级为Ⅲ和Ⅳ级的肺动脉高压的患者，以及氧分压持续低于 60 毫米汞柱的患者，应考虑在乘坐飞机过程中进行氧气管理。同样地，暴露在海拔超过 1500 米的情况下，应考虑吸氧。轻度肺动脉高压患者应咨询临床医生，中度以上患者不建议进入高原。

（八）先天性心脏病

患有先天性心脏病的成年人应根据具体的血流动力学和病理生理学情况进行分层，以评估他们是否适合进入高原环境。大量试验表明，短期高海拔暴露导致氧分压下降可通过增加心输出量来维持组织供氧。血氧含量降低可以通过心输出量和血容量的增加维持足够的氧气供应。然而，由于高原暴露导致的肺血管阻力增加会加重右向左分流，在高原环境下，发绀型心脏病且右向左分流的患者比健康的人更容易出现严重的低氧血症，因此，先天性心脏病患者进入高原应谨慎并咨询临床医生。

（九）消化性溃疡

进入高原后，胃排空时间延长，肠道蠕动减弱，食欲明显下降，同时胃肠屏障功能受损，胃肠黏膜缺血、缺氧，易导致胃肠黏膜糜烂和溃疡，甚至消化道出血或穿孔。因此，消化性溃疡活动期患者应避免进入高原。

（十）脑卒中

对于缺血性卒中的患者，高原暴露增加脑缺血风险。有数据表明人在高原地区较平原地区发生卒中的风险增加。根据临床经验，如果常规颈动脉超声检查表现为复杂的斑块或严重的颈动脉狭窄，则提示卒中患者在高原暴露期间再次卒中风险增加。

对于出血性卒中的患者，高原暴露导致的动脉血压升高会增加颅内动脉瘤和动静脉血管畸形破裂的风险，理论上也会增加高血压性脑出血的风险。然而，目前尚无高原地区人群颅内出血的发病率数据。但是，颅内出血可能是高原环境下发生猝死的原因之一。

（十一）糖尿病患者

糖尿病患者血糖控制稳定良好（空腹血糖控制在4.4—6.1 毫摩 / 升之间，餐后血糖控制在 4.4—8.0 毫摩 / 升之间，糖化血红蛋白控制在 6.5% 以下），是可以进入高海拔地区的。患有糖尿病急性并发症（糖尿病酮症酸中毒、糖尿病非酮症高渗性昏迷、低血糖反应等），以及糖尿病慢性并发症（糖尿病伴发心脑血管病、糖尿病肾病、糖尿病视网膜病变、糖尿病周围神经病变、糖尿病足及四肢血管病变等）患者，都不适宜进入高原地区。

（十二）其他疾病

如患有血液病、严重神经系统疾病、肺结核活动期，严重硅肺等可能加重组织缺氧的疾病患者，不建议进入高原；伴有可能诱发或加重急性高原病的相关疾病的患者，如重症感冒、上呼吸道感染、腹泻、不明原因发热，应暂缓进入高原；既往重症高原病、高原肺水肿、高原脑水肿等患者，因再次发生高原病风险显著升高，应谨慎进入高原。

第四章

急进高原相关疾病

（一）高原相关人体机能障碍

急性或长期高原暴露可导致较高比例人群出现相同或者相似的临床症状，即高原群发性疾病。包括高原头痛、高原睡眠障碍、高原作业能力下降、高原血压异常、高原消化道应激性溃疡、高原心理适应不良等。

1. 高原头痛

高原头痛是诊断急性高原病最具特征的症状，在急进高原人群中十分常见，其具有以下临床特点：（1）反复发作，程度剧烈，持续时间较长；（2）每次发作的性质、过程基本相似，发作间期神经精神状态正常；（3）吸氧可缓解，麦角胺治疗有效；（4）多伴有头昏、心悸等表现，无明显的神经系统阳性体征；（5）常伴有自主神经功能紊乱的表现，包括面部潮红、气急、急躁易怒等。一般认为高原头痛的原因是高原地区氧分压低使人体组织器官缺氧，而大脑皮质对缺氧较为敏感，可能会引起大脑皮质的功能失调而引起神经、精神、心理情绪方面的变化，最终引起自主神经功能紊乱、血管收缩舒张功能异常而导致头痛。治疗上一般采用吸氧疗法，必要时可服用非甾体类止痛药，如布洛芬等。

2. 高原睡眠障碍

高原睡眠障碍通常是指急进或久居高原导致的睡眠不足，表现为入睡困难，睡眠状态无法维持，过早觉醒，频繁觉醒，醒来后身体疲惫无明显缓解。高原睡眠障碍是急、慢性高原病的重要表现，也是初进高原者最常见的高原不适反应之一。但在最新修订的路易斯湖急性高原病诊断标准中，高原睡眠障碍不再是诊断急性高原病的要素。高原睡眠障碍可影响记忆力、判断力、作业能力，加速机体衰老，导致睡眠呼吸紊乱等。高原脑水肿及肺水肿常常与夜间发生的睡眠呼吸暂停密切相关。而对于慢性高原病患者，睡眠障碍导致周期性呼吸或呼吸暂停，引起夜间低氧血症，促使慢性高原病加重。诊断高原睡眠障碍主要依靠患者主诉及多导睡眠图来检测，患者清醒时主要表现为晨起头痛、乏力、精神不振，白天嗜睡，学习工作效率低下，夜间入睡困难等。治疗上一般采用吸氧疗法，也可通过睡眠卫生教育预防和干预，必要时可服用助眠药物，如酒石酸唑吡坦片等。

3. 高原作业能力下降

短期或长期高原暴露可导致高原作业能力下降，包括大脑工作能力和体力作业能力。高原低氧环境导致大脑认知功能障碍是客观存在的，且主要表现在感觉（重点是视听觉）、记忆力（尤其是瞬时记忆和短时记忆）、注意和思维等方面。作业能力高低通常可以通过动作输出质量的好坏来评价，而最主要的动作输出质量指标有两个：运动速度和准确性。高原环境下人的大脑工作能力和体力作业能力明显下降，海拔越高，缺氧越重，作业能力下降越明显。一般治疗上采用吸氧疗法可缓解，目前尚无相关特效药物。

4. 高原血压异常

包括高原高血压和高原低血压。高原高血压是指平原血压正常，而进入高原后血压升高至 140/90 毫米汞柱以上，可有相应症状，返回平原后血压恢复正常。高原高血压患者血压大多轻度升高，以舒张压升高为主，预后良好。高原低血压是指平原血压正常，而进入高原后血压低于 90/60 毫米汞柱，持续两周以上。健康人群血压轻度异常应排除其他疾病，经习服或吸氧可缓解。特殊人群或需要降压治疗的患者治疗指导意见详见第三章慢性病患者急进高原医学指南。

5. 高原消化道应激性溃疡

对进入高原、严寒地区工作生活的人群，高原消化道应激性溃疡是一种发病率较高的高原疾病，其中高原应激性胃肠出血发病率随海拔升高而增加。高原低氧、严寒环境使机体内环境紊乱，胃肠黏膜缺血、缺氧、黏膜屏障破坏，导致胃肠黏膜糜烂和溃疡形成。一般可给予吸氧改善消化道黏膜缺血缺氧，抑制胃酸分泌、保护胃黏膜等处理。

6. 高原心理适应不良

高原的特殊气候环境与地理因素，不仅会对人的生理产生巨大的影响，而且会冲击情感，使心理功能下降，产生巨大的心理压力。

紧张：紧张源于对未知事物的不习惯，是一种有效的反应方式，是人体适应未知环境和困难的一种准备。然而，持续的紧张，会严重扰乱机体内部的平衡，并导致高原疾病的发生。

焦虑：焦虑本身是一种正常的情感反应，是进入高原之前，人体对未知的高原环境所带来的威胁与挑战产生的一种情绪反应，是个人在面临未知环境下的一般反应，有利于个人调动自己的潜能来应对未知的危险，逐渐适应高原环境。但如果持续紧张不安，日夜不宁，对高原环境感觉缺乏适应能力，往往会诱发高原反应。

恐惧：个人对高原未知事物的不了解、不确定，从而产生一系列生理功能紊乱，如心悸、气促、血压升高、四肢无力等等，更严重者知觉、记忆与思维发生障碍，产生慌乱、紧张、害怕等不稳定情绪。

抑郁：常见于初上高原的人群，自觉情绪低沉，整日忧心忡忡，对自我评估过低，对环境困难估计过高，导致思维迟缓，言语动作减少，意志活动减退等。

自负：部分人认为自己身体素质较高，野外生活及工作经验丰富，以自己有限的经验去应对高原陌生环境，盲目的信心削弱了对高原环境的理解与适应，对高原病不能充分重视，对高原病早期症状不能做到及时发现与治疗，往往导致严重的后果。

（二）急性高原病

1. 定义与特征

急性高原病是指未习服的个体进入海拔≥2500米的高原，出现以头痛、头晕眼花、胃肠道不适以及疲劳为主要症状的临床综合征，通常在进入高原的6—12小时后发生，主要受海拔高度、上升速度、习服程度及个体易感性等因素影响，在2500米高原其发生率约为10%—25%，在4500—5500米高原其发生率约为50%—

85%。根据个体的既往病史和抵达高原的速度，可以把急性高原病的发生风险分为低危、中危和高危三组。（表4–1）

表 4–1 急性高原病的风险分层

危险类别	描述
低危	既往无急性高原病病史，到达的海拔高度≤ 2800 米； 抵达 2500—3000 米海拔，行程大于 2 天，海拔每升高 1000 米有额外一天时间进行环境适应
中危	既往有急性高原病病史并且一天内上升海拔 2500–2800 米； 既往无急性高原病病史，但一天内上升海拔＞ 2800 米； 高于 3000 米海拔后每日上升海拔＞ 500 米，但每上升 1000 米有额外一天进行环境适应
高危	有急性高原病病史者一天内上升海拔＞ 2800 米； 有高原性脑水肿病史者； 一天内上升海拔＞ 3500 米者； 在高于 3500 米海拔处每日上升海拔＞ 500 米，没有额外时间适应环境； 非常快速的海拔上升

2. 诊断标准

国际上通常采用路易斯湖评分（Lake Louis scoring）来诊断急性高原病（表 4–2）。头痛、胃肠道不适、疲劳等主要症状，按无、轻、中、重依次计为 0、1、2、3 分。总计分≥ 3 分合并头痛可诊断为急性高原病。3—5

分为轻度急性高原病；6—9 分为中度急性高原病，10—12 分为重度急性高原病。

表 4-2 2018 版路易斯湖评分方法

头痛： 0- 完全不痛，1- 轻微头痛，2- 中度头痛，3- 严重头痛
胃肠道症状： 0- 食欲良好，1- 食欲不好或者恶心，2- 中度恶心或呕吐，3- 严重的恶心或呕吐
疲劳 / 虚弱： 0- 不疲劳或不感觉虚弱，1- 轻微疲劳 / 虚弱，2- 中度疲劳 / 虚弱，3- 严重疲劳 / 虚弱

3. 治疗原则

静息，停止所有运动，吸氧，必要时给予乙酰唑胺、地塞米松等药物（处方药品应在医师指导下使用），严重患者应尽快向低海拔地区转运就医。

（三）高原肺水肿

1. 定义与特征

现在认为高原肺水肿是因急性严重低氧引起肺动脉压急剧升高，液体漏入肺间质和肺泡，阻碍了正常气体交换的一种急性重症高原病。临床表现为：静息呼吸困难，咳嗽、咳白色或粉红色泡沫痰，全身乏力或活动能力减低。其发生风险随海拔增加和上升速度增快而增加。对于没有高原肺水肿既往病史的个体，4 天内进入 4500 米高原后，高原肺水肿发生率约为 0.2%；7 天内进入 5500 米高原后，高原肺水肿发生率约为 2%；如果在 1–2 天内进入上述海拔，其发生率分别上升到 6% 和 15%。而对于有高原肺水肿既往病史的个体，2 天内进入 4500 米高原后，高原肺水肿发生率高达 60%。

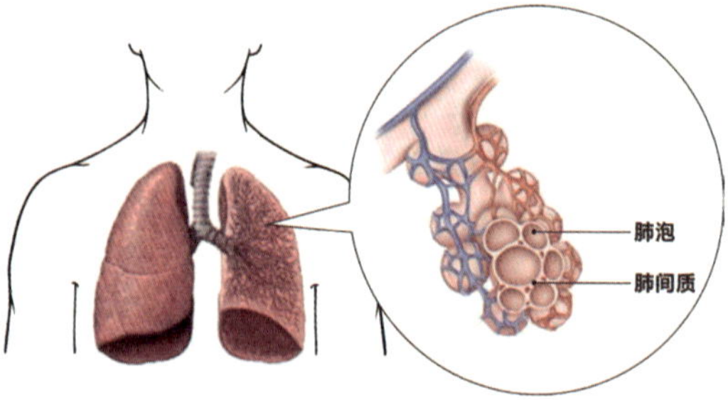

图 4–1 肺泡与肺间质示意图

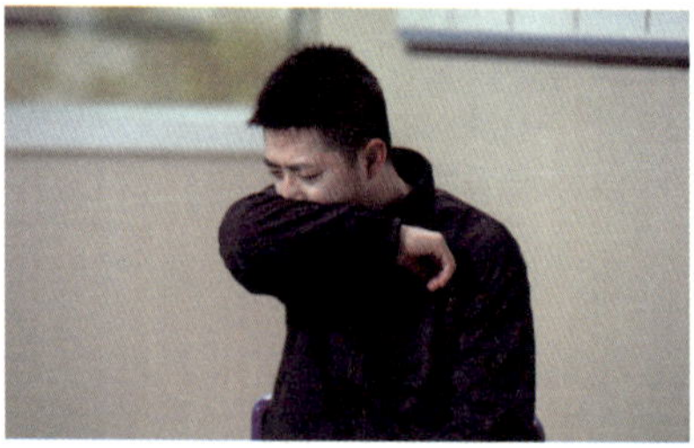

图 4–2 咳嗽

2. 诊断标准

高原肺水肿的诊断标准为：①进入高原后出现静息时呼吸困难，胸闷、胸部压塞感、咳嗽、咳白色或粉红色泡沫痰，全身乏力或活动能力减低；②一侧或双侧肺野出现湿啰音或喘鸣，中央性发绀，呼吸过速，心动过速；③肺泡气氧分压 – 动脉氧分压差增大及吸氧不能纠正；④胸部 X 线检查可见以肺门为中心向单侧或两侧肺野呈片状或云雾状浸润阴影，呈弥漫性、不规则性分布，亦可融合成大片状阴影，心影多正常，但亦可见肺动脉高压及右心增大征象；⑤经临床及心电图检查排除肺炎、肺栓塞、心肌梗死、心力衰竭等心肺疾病。

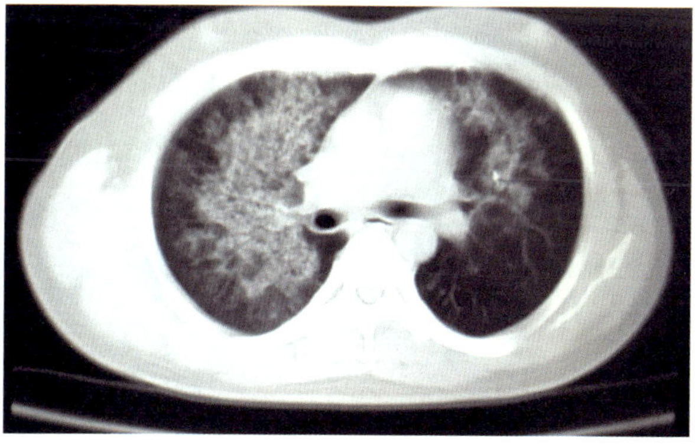

图 4-3 高原肺水肿 CT 影像表现

3. 治疗原则

静息，停止所有运动，吸氧，应尽快向低海拔地区转运就医，给予沙美特罗气雾剂、尼非地平、他达拉非、地塞米松等药物（处方药品应在医师指导下使用）。

（四）高原脑水肿

1. 定义与特征

高原脑水肿是急进高原后出现的以头疼、呕吐、共济失调以及逐渐加重的意识障碍（如嗜睡、昏迷等）为主要症状的重症高原病。急进高原人群出现的头痛、呕吐等急性高原病症状，对非甾体抗炎药治疗反应不良，可能提示进展为高原脑水肿，应予以高度重视。高原脑水肿最早的临床表现可能是步态不稳，无法直线行走，急进高原者一旦有此表现，应立即引起重视。高原脑水肿通常发生在急进 4000 米以上高原的 2 天后，在 4000—5000 米的高原，其发生率为 0.5%—1%。

2. 诊断标准

高原脑水肿通常具备中重度急性高原病症状并且合并共济失调和不同程度的意识障碍，磁共振检查可见胼胝体水肿。应排除短暂性脑缺血发作、脑卒中、中毒（一氧化碳、酒精或药物）等。

3. 治疗原则

立即静息，停止所有运动，吸氧，应尽快向低海拔地区转运就医，口服或静脉给予地塞米松、利尿剂等药物（处方药品应在医师指导下使用）。

（五）慢性高原病

1. 定义与特征

慢性高原病又称 Monge′ S 病，是指长期居住在海拔大于 2500 米的高原人群由于长时间暴露于低氧环境，导致的一类高原疾病，包括红细胞增多症、高原心脏病等。发病率 1%—6%。汉族、男性、海拔高、移居人群等是引发该病的主要因素。

2. 诊断标准

慢性高原病的“青海标准”包括以下。①海拔 2500 米以上高原发病；②红细胞增多症临床表现：女性血红蛋白含量≥ 190 克 / 升、男性血红蛋白含量≥ 210 克 / 升；③患者应无慢性肺疾患（肺气肿、慢性支气管炎、支气管扩张症、囊性纤维化、肺癌等）以及其他导致低氧血症的慢性疾病，排除真性红细胞增多症和其他继发性红细胞增多症；④平均肺动脉压＞ 30 毫米汞柱，肺动脉收缩压＞ 50 毫米汞柱，右心肥大。

3. 治疗原则

改善缺氧：用氧方案见第五章高原用氧指南，高压氧治疗是慢性高原病的重要治疗方式。

降低血红蛋白水平：静脉放血配合等容血液稀释，并适量补铁；给予乙酰唑胺、藻酸双酯钠等药物治疗。

降低肺动脉压力：有效降低肺动脉压力是治疗慢性高原病的关键。目前，临床广泛采用的是氨茶碱、酚妥拉明、培哚普利、硝苯地平等，也可采用磷酸二酯酶 –5 抑制剂，如西地那非、他达拉非等，新型靶向药物应用目前尚无指南推荐。

其他治疗：给予对症支持治疗，合并感染患者给予抗感染处理，合并心功能不全患者给予强心、利尿、扩血管，合并血液高凝状态，可给予抗凝处理。（处方药品应在医师指导下使用）

第五章

高原用氧指南

正如前文所述，从平原低海拔地区进入高原高海拔地区，对人体最主要的影响是吸入气体氧分压降低导致的机体缺氧。人体为了习服适应这种缺氧环境而产生的一系列生理－心理调节过程也会对人体造成损害。因而，纠正缺氧是避免进入高原发生机体损害和心理－体力活动降低的重要手段。一般情况下，在一定海拔的高原地区大气压力是恒定不变的（随空气湿度略有变化，但可忽略不计），以不同的方式给进入高原的人用氧，可以增加吸入气的氧浓度，进而提高肺泡气氧分压，可在一定程度上纠正高原缺氧，起到预防和治疗高原缺氧相关疾病的作用。然而，进入高原单靠人为供氧并不能解决所有问题。高原缺氧导致的各种心理－生理损害还包括适应不良反应导致的损害，个体进入高原后快速良好习服适应也是避免缺氧损伤的重要手段。因此，掌握用氧的适应证以及有利于习服适应的用氧原则，减少因缺氧导致的不必要损伤，是进入高原应了解的知识。

本部分将从用氧方案、用氧注意事项、常见用氧不良反应及处理措施、主要供氧设备及操作等方面进行详细介绍。

（一）用氧方案

有关高海拔地区吸氧的研究提示，在海拔 5400 米，氧疗结束 5 小时后检测血氧饱和度，氧疗组仍明显高于对照组，说明氧疗不仅单纯提高吸氧当时血氧饱和度，还可能通过消除氧化性应激紊乱，改善和缓解低氧对机体的持续损伤，从而使血氧饱和度维持在较高水平，也可以通过阻断低氧血症与睡眠障碍的恶性循环，改善睡眠状况，减轻急性高原病的症状。同时也说明在缺氧环境中并非一定要持续吸氧才能改善缺氧情况。

表 5-1 吸氧方式选择

疾病类型	吸氧方式
高原人体机能障碍	鼻导管吸氧，必要时可使用面罩吸氧
急性高原病	鼻导管 / 面罩吸氧，必要时高压氧舱
高原肺水肿	鼻导管 / 面罩吸氧，高压氧舱，必要时机械通气
高原脑水肿	鼻导管 / 面罩吸氧，高压氧舱，必要时机械通气
慢性高原病	鼻导管 / 面罩吸氧，必要时高压氧舱

1. 不同人群高原用氧需求

高原地区随着海拔的增高，空气中氧分压逐渐降低，人群因不同的进入方式和目的、职业性质所致的体力活动强度不等，居住地域的海拔与时间长短差异等，可大致分为急进高原人群、特殊作业人群、独立作业人员、小散远人群和常驻高原人群等。各类群体的用氧需求具有鲜明的特点，具体如下：

（1）急进高原人群

因高原自然灾害救援、驻训任务等需要，救援人员等须急进高原，并达到快速、机动的目标。此类人群高原习服时间短，急进高原时需氧量大，高原用氧的目的主要在于缩短人群高原习服周期、预防和救治急性高原反应和急性高原病。相应地，制供氧保障形式需要满足机动性、伴随性的要求。

（2）特殊作业人群

特殊作业指包括机场塔台指挥、军事指挥等在高原执行的特殊任务，要求执行迅速、准确可靠。用氧目的是尽可能降低执行人员高原反应的发生率及严重程度，因而对用氧保障形式要求高。常规戴面罩或鼻吸管不能满足此类作业人员的需求。比较可取的保障形式是在作业区域提高含氧量，相当于降低海拔高度，保障作业人群时刻保持头脑的高度清醒。

（3）独立作业人员

独立作业人员主要指高原野外独自作业人员。此类人员工作负荷量大，高原用氧需求迫切，但个体用氧总量需求并不高。针对独立作业人员的高原用氧在于防治个体高原反应和急性高原病，制供氧装备应具有体积小、续航能力好等特点。同时考虑到高原低温和冬季巡逻的需要，制供氧装备还应具备一定的防冻能力。

（4）小散远人群

小散远人群特点是人员数目较少、位置零散、人员间距离较大，如高原边远地区散落居住的人群，人群的总体需氧量较小、居住条件一般甚至是临时住所。此类人群的高原用氧目的主要在于防治群体慢性高原病，因而制供氧保障形式只能是零散保障。考虑到人员位置分布，制供氧装备必须具备能够转运的特点。

（5）常驻高原人群

常驻高原人群包括驻扎高原的驻守官兵和援藏建设者。此类人群居住较集中且条件较完善。高原用氧在于防治慢性高原病，因而用氧需求量大、供应时间长。为促进健康用氧，以住所为基础的集中制供氧既方便又经济。

2. 不同高原用氧方式

鼻导管吸氧或者面罩吸氧是医疗活动中最常用的氧气疗法，普遍适用于预防或治疗高原人体机能障碍及急性、慢性高原病。对于鼻导管或者面罩吸氧症状无改善、病情较重的患者，也可以采用高压氧舱治疗法。高压氧舱治疗重症急性高原病的疗效已经得到大量的证实，其治疗重症急性高原病的主要原理是利用高压氧增加血液中氧的物理溶解度。同时，由于二氧化碳具有维持血管化学感受器兴奋性的作用，高压氧条件下，二氧化碳滞留的局部作用可使血管产生一定程度的舒张反应，能通过增加局部的血流量而增加局部的血液和氧的供应。所以，高压氧舱治疗法无须依赖血红蛋白即可满足重症急性高原病患者机体代谢所需的氧，从而对重症急性高原病达到治疗的目的。

对于急性高原疾病患者，向低海拔地区转运是最有效的措施，通常海拔降低 300—1000 米患者的症状就可以明显改善，但并不是所有的患者一旦出现症状都需要向低海拔地区转运。对于急性高原疾病患者，氧气治疗常能起到明显的效果。

人体在高原缺氧状态下，即使小流量短时间吸入氧气，一些缺氧造成的影响也可得到有效的改善。在预防高原缺氧慢性损害时多采用低流量吸氧，可以改善缺氧带来的不适和提高血氧饱和度。

观察表明，低流量（2 升 / 分）吸入氧气 20 分钟，大部分急性高原病患者的症状可以减轻或者消失。低流量吸氧 30 分钟时，人体血氧饱和度可以逐渐达到峰值，此后同样的吸氧流量下，血氧饱和度不再继续上升。低流量吸氧可以作为高原预防性吸氧的方法，也可以作为急性高原病患者的初步氧疗方案。

进入不同海拔地区的人群，缺氧情况是有明显区别的。对所有有症状的人员都建议进行血氧饱和度监测（可使用便携式血氧饱和度监测仪），以便准确判断患者的缺氧状态。

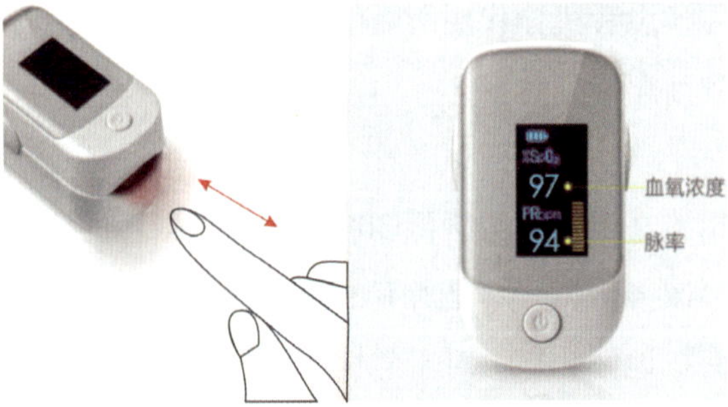

图 5-1 血氧饱和度监测仪使用图解

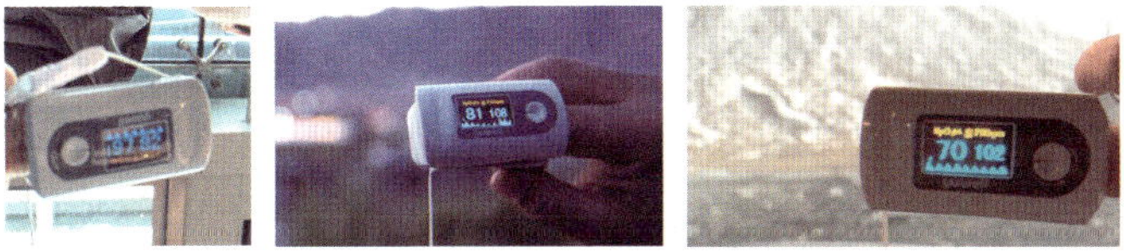

平原血氧饱和度与脉率（97%,82 次 / 分）　　海拔 3500 米血氧饱和度与脉率（81%,108 次 / 分）　　海拔 5600 米血氧饱和度与脉率（70%,102 次 / 分）

图 5-2 同一人在不同海拔的血氧饱和度变化情况

初入高原，兴奋、紧张、恐惧等情绪、精神因素常常对高原睡眠产生较大影响。主观感觉睡眠质量差可增加急性高原病的发病率。高原睡眠时普遍存在低氧血症，并且随着海拔的增高血氧饱和度逐步下降。血氧饱和度与睡眠质量呈正相关关系，血氧饱和度降低会导致总体睡眠质量下降，入睡潜伏期延长，习惯性睡眠效率下降。长期低氧血症会导致大脑氧供应量相对减少，使人体交感神经过度兴奋进而影响睡眠。而睡眠障碍可进一步加重低氧血症，形成恶性循环。

在海拔 4000 米左右的急性高原病患者应每天氧疗 2 小时，连续 3—4 天；而海拔 5000 米以上的急性高原病患者则应连续氧疗 7 天以上，能有效改善急性高原病患者睡眠状况，减轻急性高原病症状和急性低氧损伤。

急进高原人员用氧方案应根据急性高原反应症状评分来判定。以询问的方式对人员急性高原反应症状及其严重程度进行评分，首先根据人员出现的头痛或呕吐的程度，其次根据诸症状评分的总计分数分为基本无反应（±）、轻度反应（+）、中度反应（++）和重度（+++）反应者，根据反应程度确定用氧方案。（表5–2至表5–4）

表 5–2 急性高原反应症状、分度与评分

症状	分度	评分
头痛		
头痛不明显，无痛苦表情，不影响日常活动	±	1
头痛较轻，有痛苦表情，服一般止痛药后明显好转，不影响日常生活	+	2
头痛较重，有痛苦表情，服一般止痛药后有所缓解，影响日常活动	++	3
头痛较重，不能忍受，卧床不起，服一般止痛药无效	+++	4
呕吐		
每日呕吐1—2次，呕吐物以食物为主，服一般止吐药后明显好转，不影响日常活动	+	2
每日呕吐3—4次，最后呕吐物为胃液，服一般止吐药后有所缓解，影响日常活动	++	4
每日呕吐5次以上，卧床不起，服一般止吐药无效	+++	7
其他症状		
头昏、恶心、心慌、气短、胸闷、眼花、失眠、嗜睡、食欲减退、腹胀、腹泻、便秘、口唇发绀、手足发麻	–	各计1

表 5-3 急性高原反应分度及诊断标准

分度	诊断标准
基本无反应（±）	总计分 1—4 分
轻度反应（+）	头痛（+），或呕吐（+），或总计分数 5—10 分
中度反应（++）	头痛（++），或呕吐（++），或总计分数 11—15 分
重度反应（+++）	头痛（+++），或呕吐（+++），或总计分 16 分及以上

表 5-4 急进高原人员用氧方案

人员类别	用氧指征	用氧方案
反应明显者	急性高原反应评分总计分大于等于 5 分	每天 1 次，每次连续用氧 2 小时
基本无反应者	急性高原反应评分总计分小于 5 分	可不用氧

对于中度及中度以上反应者，用氧期间注意观察人员急性高原反应症状。若症状没有明显改善，应及时就医。

常驻高原人员用氧方案判定方法应通过慢性高原病症状评分，结合血红蛋白含量检测来判定常驻高原人员用氧方案。以询问的方式对人员出现的气喘和心悸、失眠、发绀、血管扩张、局部感觉异常、头痛、耳鸣等临床症状及其严重程度进行评分。血红蛋白含量判定应取晨空腹肘静脉血，使用 EDTA 抗凝管采血，用氧化高铁血红蛋白法测定血红蛋白含量，血红蛋白含量大于等于 210 克 / 升（男性）或 190 克 / 升（女性）为血红蛋白含量异常。

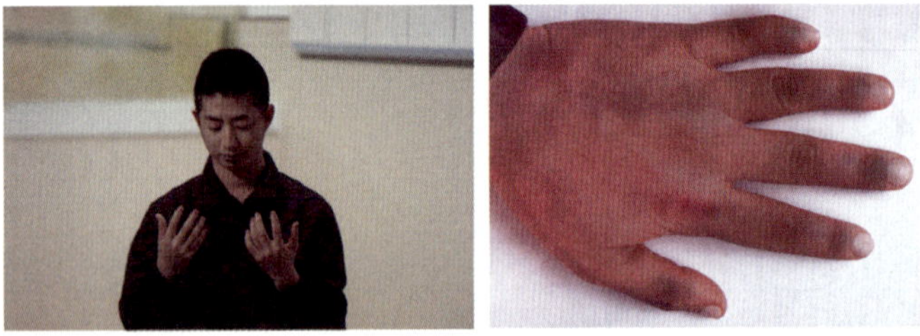

图 5-3 口唇、指甲发绀

根据慢性高原病诸症状评分的总计分数和血红蛋白含量分为血红蛋白含量异常者、反应明显者和基本无反应者三类人员，并按照不同海拔选择用氧方案（表 5-5 至表 5-7）。

表 5-5 慢性高原病症状、程度与评分

症状类别	程度	评分
气喘与心悸 失眠 发绀 血管扩张 局部感觉异常 头痛 耳鸣	无	0
	轻度	1
	中度	2
	重度	3
注：各类症状按程度不同分别计分，相加之和为总计分数		

表 5-6 常驻海拔 3000—4000 米高原人员用氧方案

人员类别	用氧指征	用氧方案
血红蛋白（Hb）含量异常者	Hb 含量异常	每天 1 次，每次连续用氧 1 小时
反应明显者	Hb 含量正常，且慢性高原病症状评分总计分数大于 5 分	每天 1 次，每次连续用氧 1 小时
基本无反应者	Hb 含量正常，且慢性高原病症状评分总计分数小于等于 5 分	可不用氧

表 5-7 常驻海拔 4000—4500 米高原人员用氧方案

人员类别	用氧指征	用氧方案
血红蛋白（Hb）含量异常者	Hb 含量异常	每天 1 次，每次连续用氧 1 小时
反应明显者	Hb 含量正常，且慢性高原病症状评分总计分数大于 5 分	每天 1 次，每次连续用氧 1 小时
基本无反应者	Hb 含量正常，且慢性高原病症状评分总计分数小于等于 5 分	每周用氧 2 次，每次连续用氧 1 小时

常驻海拔 4500 米以上高原所有人员每天用氧 1 次，每次连续用氧 1 小时。

小型移动高压氧舱适合对急性高原病进行高原现场治疗，便于野外应用。加压舱能使舱内压力达到海拔 1500—2500 米高度水平，从而使患者的多数症状得到迅速缓解。

对于重症急性高原病的患者，如果伴有呼吸衰竭，呼吸道内分泌物过多，此时可紧急行气管切开或气管插管，应用呼吸机给予正压给氧，呼气末正压通气可显著提高患者的动脉血氧饱和度。人工呼吸机正压给氧在高原肺水肿的救治中已是常规方法，在高原脑水肿的救治中也可应用。

（二）用氧注意事项

密切观察氧疗效果，如呼吸困难等症状减轻或缓解，心率正常或接近正常，则表明氧疗有效。否则应寻找原因，及时进行处理。

氧疗应注意加温和湿化，呼吸道内保持 37℃温度和 95%—100% 湿度是黏液纤毛系统正常清除功能的必要条件，故吸入氧应通过湿化瓶和必要的加温装置，以防止吸入干冷的氧气刺激损伤气道黏膜，致痰干结和影响纤毛的“清道夫”功能。湿化瓶加入 1/3—1/2 的纯净水或洁净水，每天更换一次。

防止污染和导管堵塞，对鼻塞、输氧导管、面罩、湿化装置应专人专用，并定期更换或用 75% 酒精消毒，以防止交叉感染。吸氧导管、鼻塞应随时注意检查有无分泌物堵塞，并及时更换。以保证有效和安全的氧疗。

吸氧导管放置：用氧人员应将清洁的吸氧鼻导管插入鼻腔内 1—2 厘米，确保氧气吸入肺内达到用氧效果。如人员以张口呼吸为主，应将吸氧管放置在口腔内；若使用鼻塞式鼻导管，应将鼻塞部分剪去以免误吸入气管。

（三）常见用氧不良反应及处理措施

科学规范用氧，不仅要掌握正确的用氧方法，也要知晓常见的用氧不良反应，学会预防和处置。

1. 氧中毒

（1）氧中毒的机制

氧气制作技术的进步，促进了氧气的医学应用，尤其是高浓度氧气已被广泛用于多种疾病的治疗以及潜水作业等情况中，并发挥了难以替代的作用。但如果人体氧分压过高则可能对机体造成损伤，出现氧中毒。氧中毒指机体在一定氧分压下，某些器官的功能与结构出现病理生理变化并表现出相应的症状，可累及肺脏、脑、心脏、肾脏、眼部和内分泌系统等。

氧分压过高时氧自由基产生过多，超出了机体的防御能力。活性氧的产生速度超过了细胞对这些毒性产物灭活的速度以及细胞被这些毒性产物损伤后的修复速度，从而造成损伤。

机体内活性氧的清除主要依靠超氧化物岐化酶、过氧化氢酶、谷胱甘肽过氧化物酶、维生素 C、维生素 E 等的抗氧化作用。氧分压增高后，氧代谢量增多，产生的氧自由基也增多。而体内维生素 C、维生素 E 等固有抗氧化剂和超氧化物岐化酶、过氧化氢酶、谷胱甘肽过氧化物酶等抗氧化酶系统却不能将这些骤增的氧自由基全部清除，造成细胞及膜性细胞器膜脂的过氧化反应，从而导致细胞结构和功能损伤。

血液中的氧分压过高能直接刺激血管平滑肌，造成血管收缩，使毛细血管通透性增加，导致组织水肿。

另外，氧分压过高对机体内多种酶的活性产生抑制作用，尤其是含有巯基的酶类，使得葡萄糖有氧代谢障碍造成代谢活跃的组织和器官如心、肝、肾等能量供给障碍，功能受损。还可以抑制多种神经递质代谢酶的活性，使患者出现神经系统症状。

过高的氧分压也可以使细胞过氧化增强，甲状腺素分泌减少；高压氧治疗时的高气压可致机体产生应激反应，激活下丘脑－垂体－肾上腺皮质系统，下丘脑释放促肾上腺皮质激素释放激素，促进释放促肾上腺皮质激素增加，最终导致糖皮质激素分泌增加，导致内分泌紊乱。

（2）氧中毒的预防

一般原则：首先在于掌握氧疗的适应证和禁忌证。

对需要氧气治疗的患者在氧浓度的选择上不能因低氧血症而盲目地提高。长时间高浓度氧吸入可能导致严重后果，若病情允许，应尽量降低氧流量。

可采用间歇吸氧，吸氧浓度通常控制在25%—33%。吸入气氧浓度＞60%超过24小时可发生氧中毒，使用百分百纯氧超过4小时可发生氧中毒，吸入气氧浓度≤50%通常是安全的，患者病情严重必须吸入高浓度氧时，吸入浓度＞50%的吸氧时间不宜超过48小时，吸入浓度为60%—80%的氧气，时间不超过24小时，吸纯氧不宜超过4—6小时。

由于高压氧治疗更容易发生氧中毒，对于身体条件较差、病情较重且合并全身多种疾病的患者，可先行给予常规吸氧治疗，在起到一定治疗效果的同时，增加机体对高压氧的耐受性，必要时可以行氧敏感实验。

在高压氧治疗前，应注意消除容易诱发氧中毒的因素，如调整患者的营养状况、避免疲劳、控制舱内适宜温度等。

在进行高压氧治疗时，应该严格按照高压氧治疗方案设定的压力和时程进行。目前，常规高压氧治疗方案均采用间断吸氧模式。长期的实践经验证明，在长时间连续吸高压氧的过程中，间歇性、短时间吸入压力相等的压缩空气或者氧分压相对较低的混合气即间歇性高压氧暴露，又称间歇性吸氧，它可以有效延缓急性氧中毒的发生。目前广泛采用的方案是吸纯氧20分钟之后吸压缩空气5分钟。

药物预防：抗氧化剂和自由基清除剂

传统的抗氧化药物有维生素C、维生素E、超氧化物歧化酶、谷胱甘肽过氧化物酶等。对于氧自由基的损伤，超氧化物歧化酶、谷胱甘肽等清除剂的作用仅限于细胞内，而维生素C则可在细胞外发挥抗氧化作用，故认为维生素C可起到初步的预防氧中毒的作用。

β–胡萝卜素、N–乙酰半胱氨酸可以清除自由基和脂质过氧化物；二甲基亚砜和二甲基硫脲能够清除羟自由基。从而减轻因自由基产生过多而对机体组织细胞产生的损伤。

氧化酶抑制剂吉帕林是单胺氧化酶，它可以消除氨基三唑通过灭活过氧化氢酶而产生的对中枢神经系统氧毒性，抑制氧暴露引起的去甲肾上腺素减少和精氨酸的增加。二乙基二硫碳酸盐可以抑制细胞色素P450单氧化酶系统异构酶，二硫氨基甲酸酯二乙酯可抑制细胞外超氧化物歧化酶的活性，可以起到减轻氧化应激损伤的作用。

其他如一氧化氮抑制剂、调节脑内氨基酸代谢药物、苯二氮唑类药物氟马西平等，可对抗氧惊厥的发作。（处方药物需在医师指导下使用）

（3）氧中毒的表现和处置

氧中毒的临床表现主要分为三个类型：肺型氧中毒、脑型氧中毒、眼型氧中毒。

肺型氧中毒：为临床最为常见的类型，其表现主要为鼻黏膜充血、发痒、口干、咽痛、咳嗽、胸骨后疼痛，并出现肺活量减少、氧分压下降，X线检查可见肺纹理明显增加，进而可见片状阴影，肺部呈炎性病变，还可以出现肺不张、肺活量及肺顺应性下降。

处置方案：轻者数小时可自行恢复；重者须加强监护，预防肺部感染，支持疗法促进肺部病变早日吸收。如患者存在气体交换困难，应考虑使用体外循环装置进行肺外氧合。

脑型氧中毒：又称惊厥型氧中毒，当脑组织内氧分压达到一定程度时才会引起此类氧中毒。可在吸氧的短时间内出现恶心、呕吐、眩晕、出汗、流涎等症状，并出现幻视、幻听等视觉障碍和听觉障碍，并出现恶心、抽搐、晕厥等神经症状，严重者可昏迷和死亡。其最突出的临床表现是惊厥发作。

处置方案：镇静、抗惊厥、催眠，可给予地西泮（安定）等药物治疗。（处方药物需在医师指导下使用）

眼型氧中毒：视网膜血管对高氧分压非常敏感，随着氧分压的增加，视网膜血管直径成正比缩小，主要表现为视网膜广泛的血管阻塞、成纤维组织浸润、晶体后纤维增生，导致视网膜血流减少，视网膜缺血、剥离及萎缩，视觉细胞破坏，临床表现为视觉减退和视野缩小，甚至引起失明。此种类型发病较缓慢，临床少见。

处置方案：注意早期发现和脱离高氧分压环境。

2. 其他不良反应

（1）肺不张

局部气道有阻塞时，在吸入较高浓度氧后，其所属局部肺泡内的氮气逐步被置换成氧气，这些氧气被肺循环血液逐步吸收后，容易出现肺泡萎陷，导致肺不张的发生。

主要症状：小面积的局部肺不张可以没有症状，若肺不张面积较大，可出现烦躁，呼吸、心率增快，血压上升，甚至出现呼吸困难、发绀和昏迷。

预防措施：鼓励病人做深呼吸，多咳嗽和经常改变卧位、姿势，防止分泌物阻塞。

（2）呼吸道干燥

氧气是一种干燥气体，吸入后可导致呼吸道黏膜干燥，应加强湿化和雾化吸入。

主要症状：呼吸道分泌物黏稠，不易咳出。

预防措施：氧气吸入前一定要先湿化再吸入，以此减轻刺激作用。

（3）呼吸抑制

见于既往有慢性支气管炎、慢性阻塞性肺气肿的呼吸衰竭者（患者氧分压降低、二氧化碳分压增高），由于二氧化碳分压长期处于高水平，呼吸中枢对二氧化碳的敏感性降低，其呼吸的调节主要依靠缺氧对周围化学感受器的刺激来维持，吸入高浓度氧时，减弱了缺氧对呼吸的刺激作用，使呼吸中枢抑制加重，甚至呼吸停止。

预防措施：对这一类呼吸衰竭病人应给予低浓度、低流量（1—2 升 / 分）给氧，维持氧分压在较低水平即可。

（4）减压病

高压氧治疗操作过程中减压过快，可导致血中溶解气体迅速变成游离气体，形成大量气栓，可造成心、肺、脑以及其他脏器栓塞，严重时可危及生命。

防治措施：减压方案不能任意改动。注意体质、个体差异，可适当延长减压时间。减压过程中和减压后应尽量减少活动，保持肢体相对静止。减压时应保持舱内温度适宜，提醒患者保暖，以防止血管收缩而导致减压病。

（5）中耳气压伤

可见于高压氧治疗中，在加压舱内加、减压时气压改变，咽鼓管开放不良，中耳鼓室内外压强不能平衡所致。

防治措施：加压过程中做吞咽、打哈欠、闭口捏鼻鼓气法等动作，使鼓室内外压力维持平衡。上感、中耳炎或咽鼓管通气不良等，不要加压。如通过以上动作仍耳痛不止，应立即停止加压，必要时还应稍降低 0.01—0.02 兆帕，直至疼痛消失，压力平衡后再继续加压。

（四）用氧方法

在人体缺氧或将要出现缺氧的时候，通过给氧以增加吸入气体的氧浓度，提高肺泡气氧分压，进而通过促进弥散提高肺泡血氧含量，改善组织供氧状况，称为氧气疗法。急性高原病起病的时候，向低海拔转运通常是首选方法，转运有困难的时候，足够流量的鼻导管或面罩吸氧也可以明显提升血氧饱和度。

常用吸氧方式一般包括鼻导管吸氧或面罩吸氧两种。如图 5–4 所示。

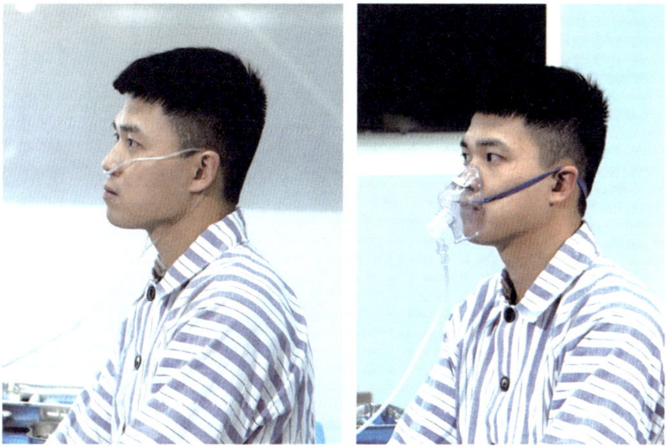

图 5-4 鼻导管吸氧与面罩吸氧

1. 鼻导管吸氧

鼻导管吸氧是医疗活动中最常用的氧气疗法，具有简单、价廉、方便、舒适等特点，多数患者易于接受，单侧鼻导管与双侧鼻导管的吸氧效果近似。该法适用于高原群发性疾病、急性高原病、慢性高原病，以及高原肺水肿、高原脑水肿的初步处置。单侧鼻导管选用单孔鼻导管置于一侧鼻前庭内，双侧鼻导管为双孔鼻导管同时置于双侧鼻孔，周围尚留有空隙，能同时呼吸空气，病人较舒适，但吸氧浓度不够稳定。

鼻导管吸氧时间长了会有不适感且易被分泌物堵塞，一般只适宜低流量供氧，若流量比较大就会因流速快和冲击力大让人无法耐受，同时容易导致气道黏膜干燥。

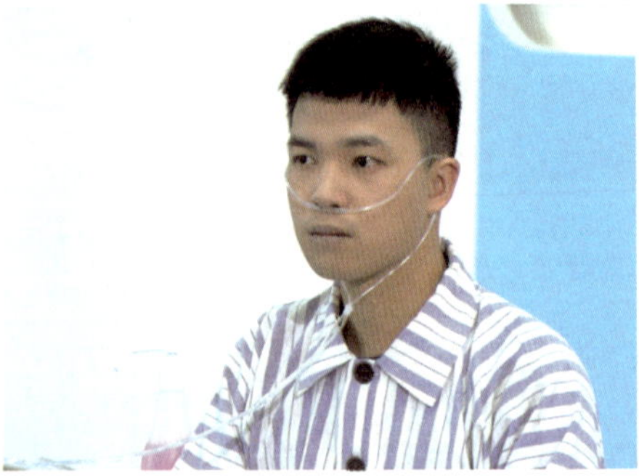

图 5-5 鼻导管吸氧

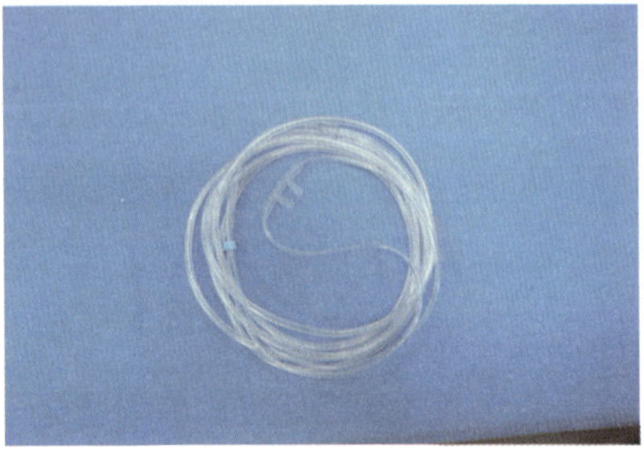

图 5-6 鼻导管

（1）准备工作

①携用物至患者床旁；

②了解患者病情、意识、缺氧程度（查看患者口唇、四肢末梢、体位）；

③鼻腔情况（按压一侧鼻翼，让患者用另一侧鼻腔通气）；

④解释用氧目的，观察患者合作程度及心理反应；

⑤观察环境是否符合用氧要求（四防，见“医用氧气钢瓶的使用注意事项”）。

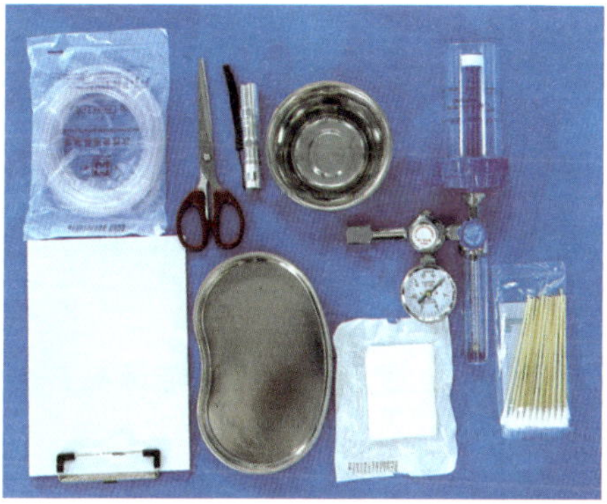

图 5-7 准备物资

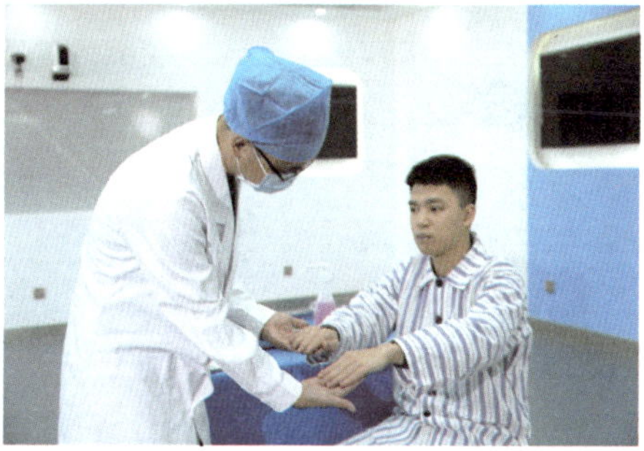

图 5-8 检查患者情况

（2）操作步骤

①清洁鼻腔；

②连接氧源和氧气管；

③开流量表，调节氧流量；

④检查氧气管是否通畅，插入鼻腔；

⑤记录用氧时间；

⑥交代注意事项（告知吸氧流量和时间，不要随意调节氧流量，不要悬挂物品，有不适联系医生、护士）；

⑦若需调节氧流量，先将吸氧管与氧气表分离，再调节；

⑧停用氧气时，拔除鼻塞，清洁鼻翼；

⑨记录停止用氧时间；

⑩卸去氧气流量表和湿化瓶。

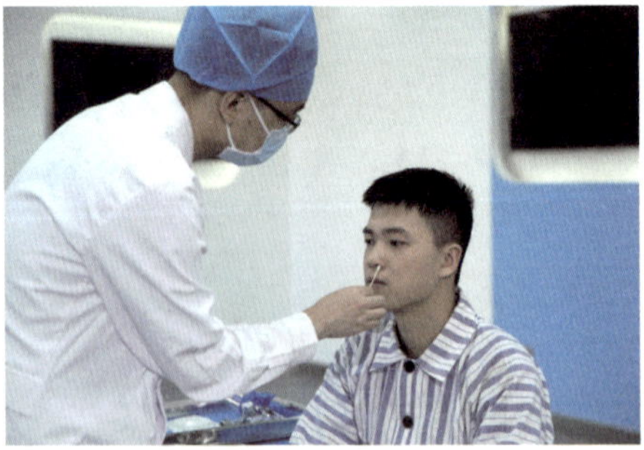

图 5-9 清洁鼻腔

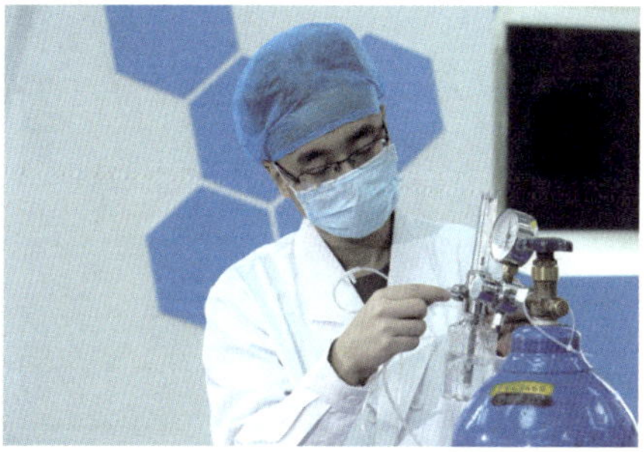

图 5-10 鼻导管连接氧气瓶

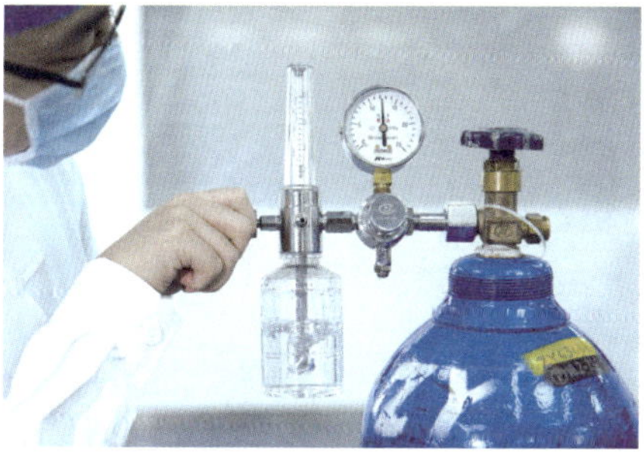

图 5-11 调节流量表

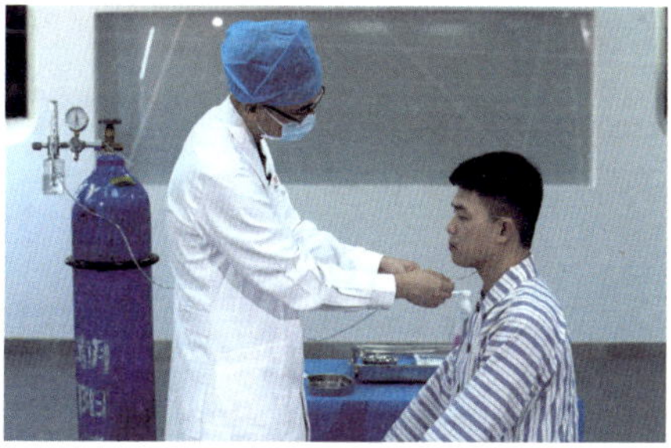

图 5-12 佩戴鼻导管，开始吸氧

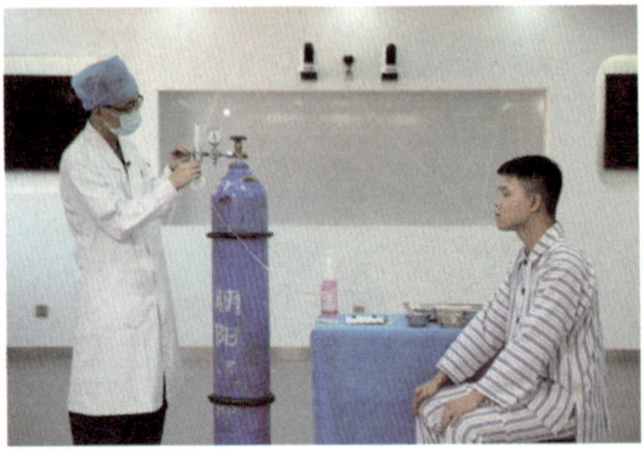

图 5-13 调节氧流量

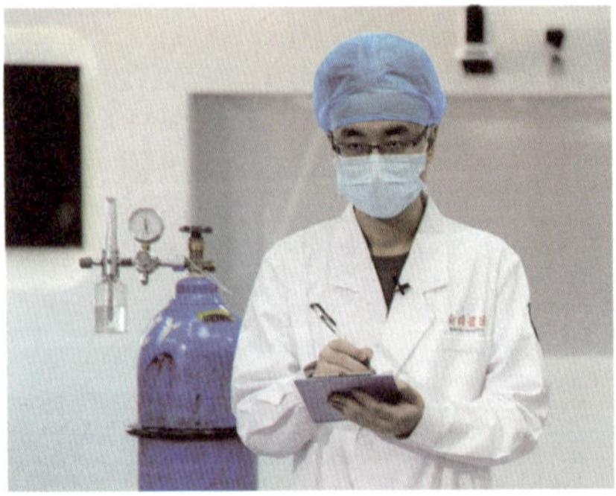

图 5-14 记录

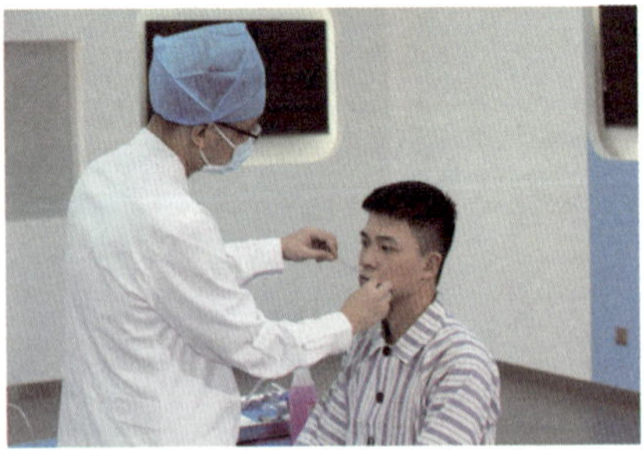

图 5-15 吸氧完毕，拔除鼻塞

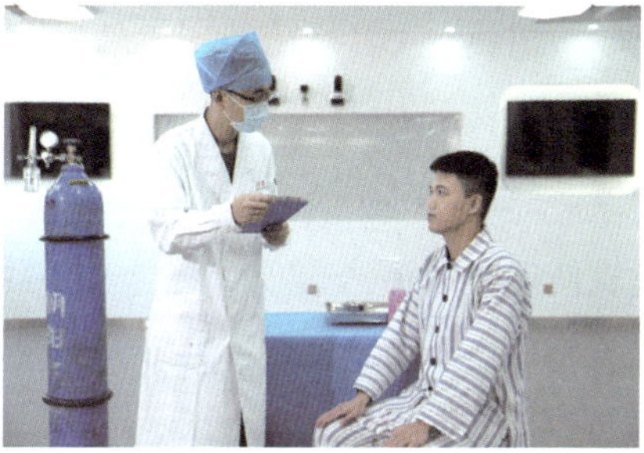

图 5-16 记录

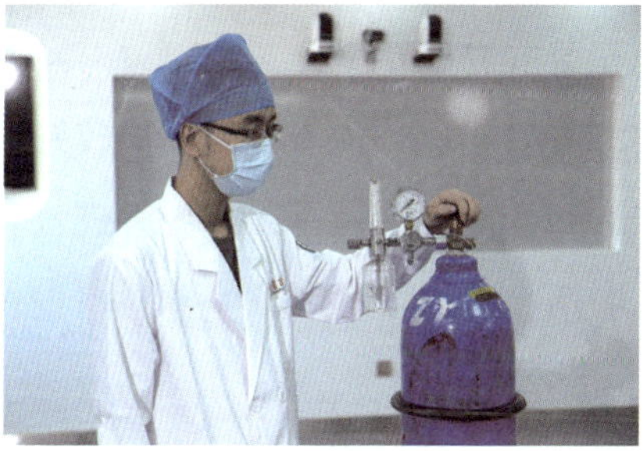

图 5-17 卸氧气流量表及湿化瓶

2. 面罩吸氧

适用于缺氧严重而无二氧化碳潴留的患者（进入高原前无肺部疾病的患者通常无二氧化碳潴留）。供氧管直接与面罩相连。不同氧流量时对应的吸氧浓度为：5—6 升 / 分，吸氧浓度 40%；6—7 升 / 分，吸氧浓度 50%；7—8 升 / 分，吸氧浓度 60%（不同氧浓度的最大吸氧时长详见“氧中毒的预防”）。该法适用于高原群发性疾病、急性高原病、慢性高原病，以及高原肺水肿、高原脑水肿的初步处置。

面罩吸氧使用时的注意事项：

①面罩的容量宜小，以减少重新吸入面罩内呼出气；

②用面罩时，给氧流量应达 5—6 升 / 分，吸氧浓度可达到 40%—50%，如氧流量太低，呼出的二氧化碳容易在面罩内积聚造成重复呼吸。

面罩与鼻导管相比，优点是能提供较好的湿化，疗效不受张口呼吸影响。缺点是影响患者进食和咳痰，面罩易移位及脱落影响治疗效果。

（1）面罩分类

普通面罩：面罩两侧有气孔，可排出呼出气，但吸氧浓度不稳定。

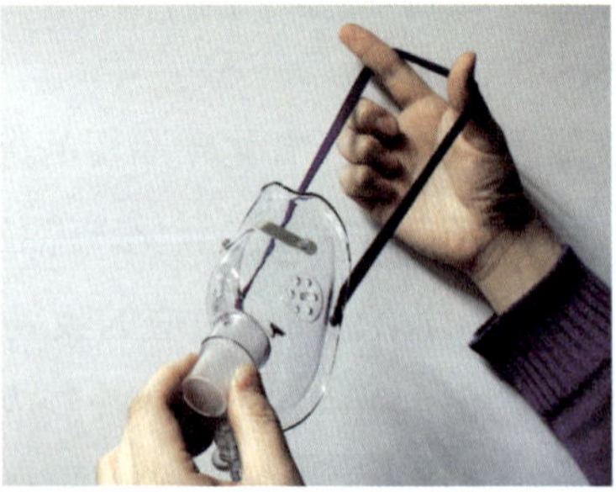

图 5-18 普通吸氧面罩

储氧面罩：带气囊，呼吸时氧气可将气囊充满，避免氧气浓度过高或者过低，可以补充吸氧时氧流量的不足。有的面罩在储气囊和面罩之间安装了单向阀，只允许氧气从储气囊进入面罩，避免重复吸入呼出的二氧化碳，成为无重复呼吸面罩。

文丘里面罩：根据文丘里（Venturi）原理，在喷射气流周围产生负压，吸氧时氧气进入面罩，同时一定量空气也从面罩的边缝或侧孔流入面罩。调整面罩边缝的大小和氧气流量，可改变空气与氧气比例，调节吸入氧气浓度的高低。其特点是氧气浓度确定，可迅速提高氧分压，避免重复呼吸。可根据面罩活瓣的颜色确定吸氧浓度。

（2）操作步骤

以普通面罩为例，示范面罩吸氧的操作步骤。

①清洁口鼻，连接氧源、氧气管和面罩；

②开流量表，调节氧流量，检查氧气是否通畅；

③戴上并固定面罩，记录用氧时间；

④交代注意事项（告知吸氧流量和时间，不要随意调节氧流量，不要悬挂物品，有不适联系医生护士）；若需调节氧流量，先将氧气管与氧气表分离，再调节；

⑤停用氧气时，先告知患者，再摘除面罩，用纱布清洁面部；

⑥记录停止用氧时间，卸去氧气表和湿化瓶。

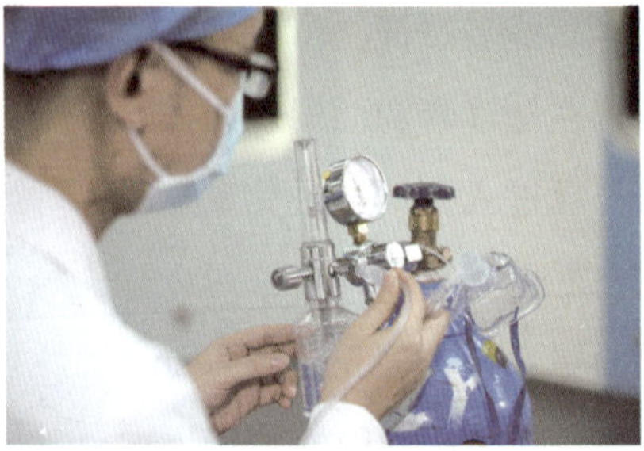

图 5-19 连接氧源及氧气管

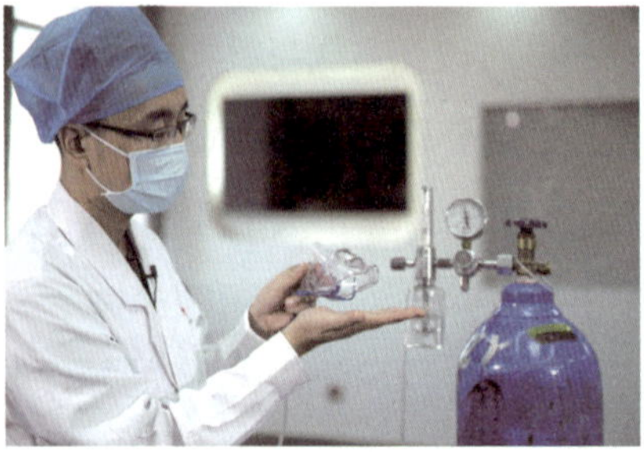

图 5-20 检查通气

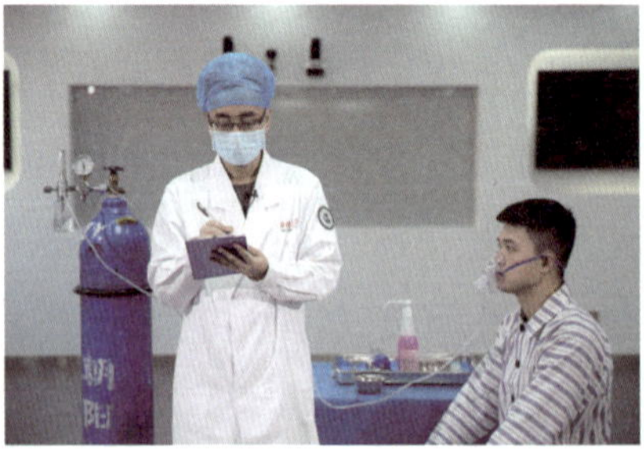

图 5-21 佩戴氧气面罩并记录

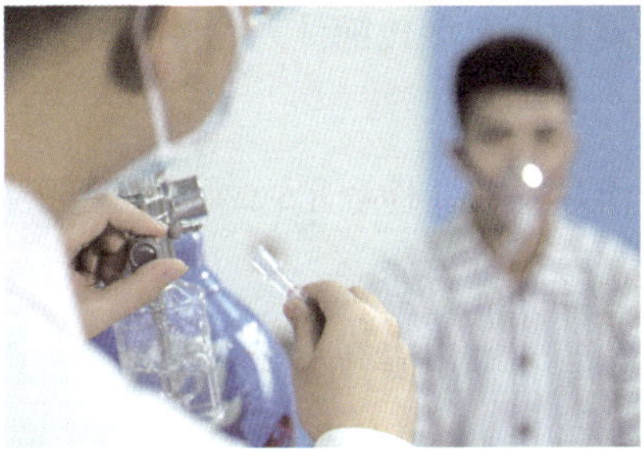

图 5-22 注意调节氧流量时，先将导管接口与氧气流量表分离后再调节

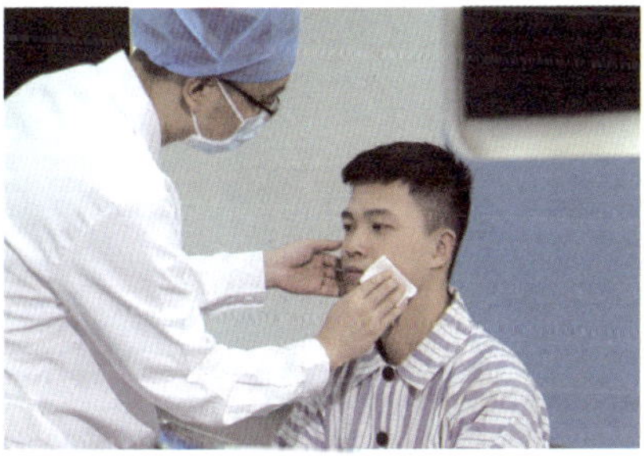

图 5-23 吸氧结束后，清洁面部

3. 床头吸氧

在到达高原后，可选择有足量持续供氧的住所，氧气直通床头，可进行床头吸氧，将吸氧纳入日常作息，实现“保健氧疗”。

具体操作步骤如下：

①将流量表安装到氧气出口，确保连接稳固；

②连接湿化瓶，湿化液注入量不超过湿化瓶瓶身的三分之二；

③打开流量开关，检查是否漏气，关闭流量开关；

④检查鼻导管是否通畅；

⑤将鼻导管前端用温开水湿润；

⑥连接吸氧管，打开流量表，根据需求调节氧流量；

⑦将鼻导管轻轻插入鼻腔；

⑧停用氧气时：先取下鼻导管，然后关闭流量开关，卸下湿化瓶，卸下流量表。

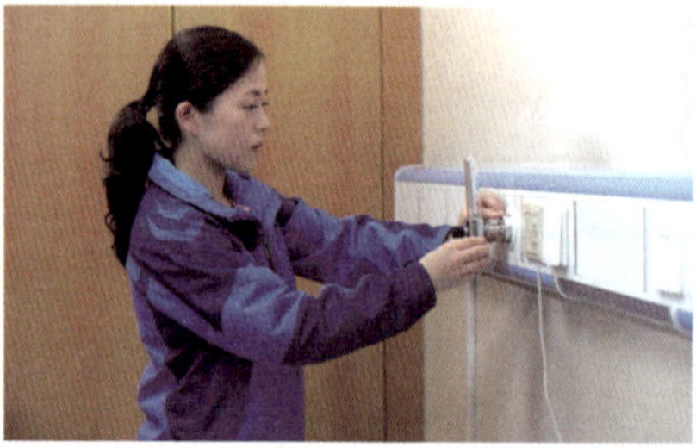

图 5-24 安装流量表到氧气出口，确保连接稳固

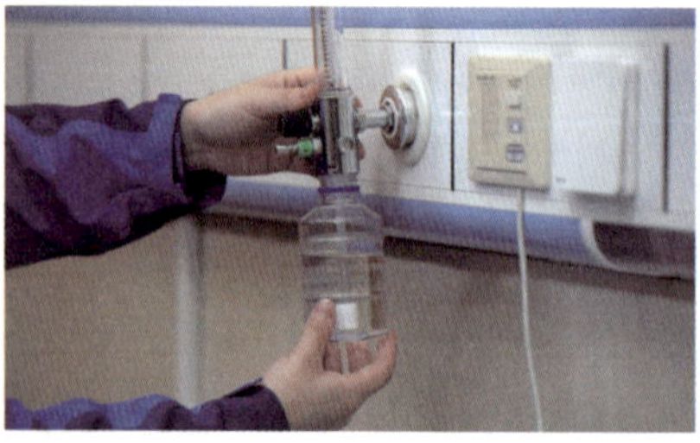

图 5-25 连接湿化瓶，湿化液注入量不超过湿化瓶瓶身的三分之二

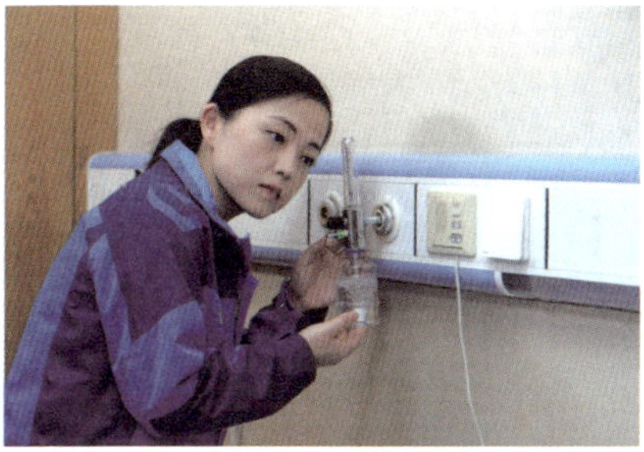

图 5-26 打开流量开关，检查是否漏气，关闭流量开关

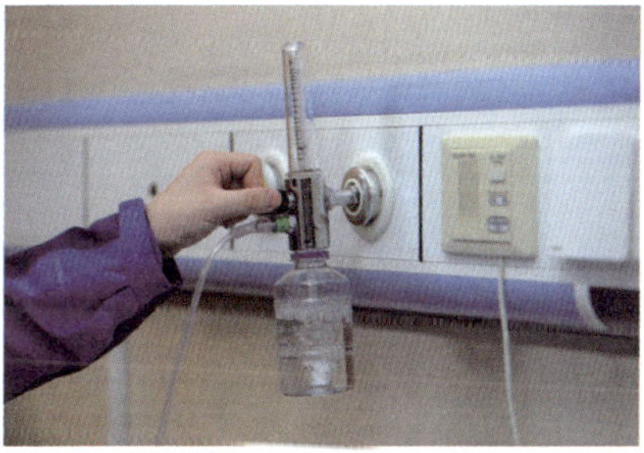

图 5-27 连接吸氧管，打开流量表

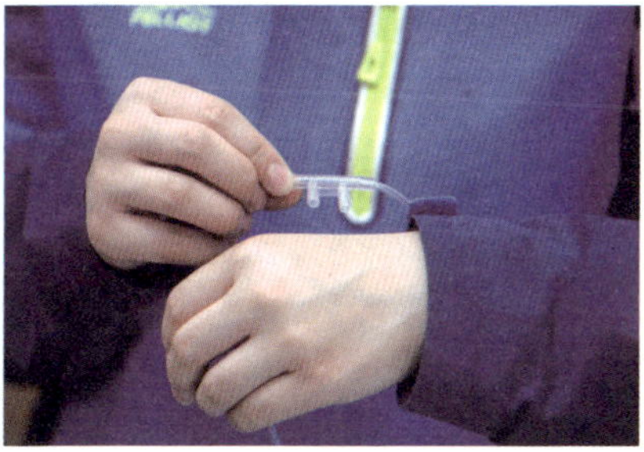

图 5-28 检查鼻导管是否通畅

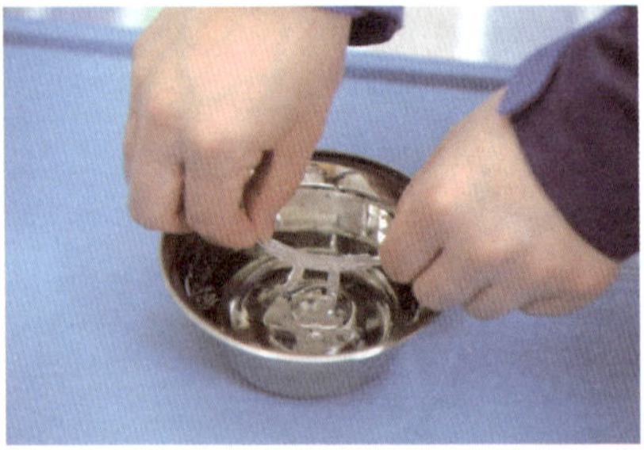

图 5-29 用温开水湿润鼻导管前端

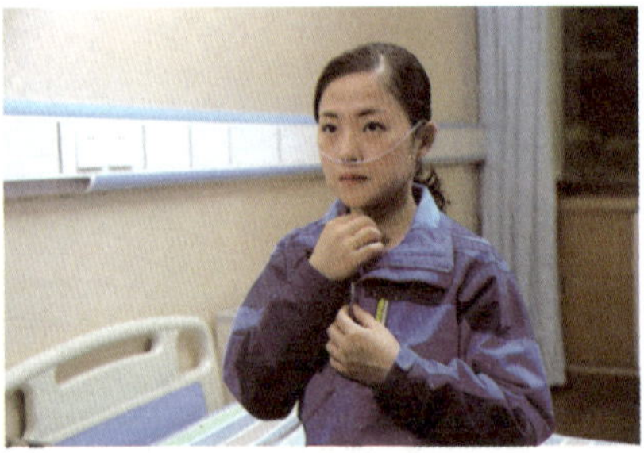

图 5-30 将鼻导管轻轻插入鼻腔

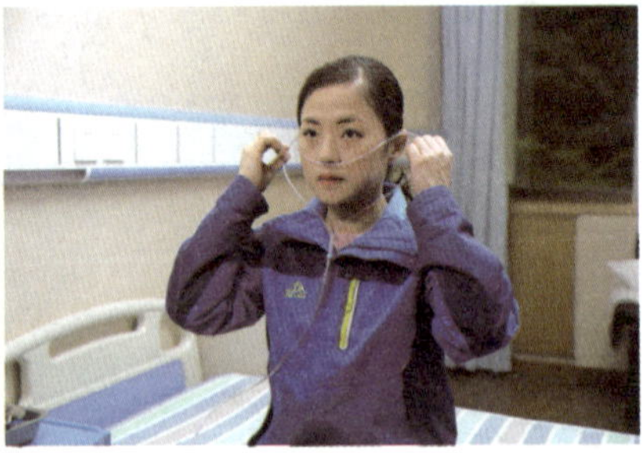

图 5-31 停氧：取下鼻导管

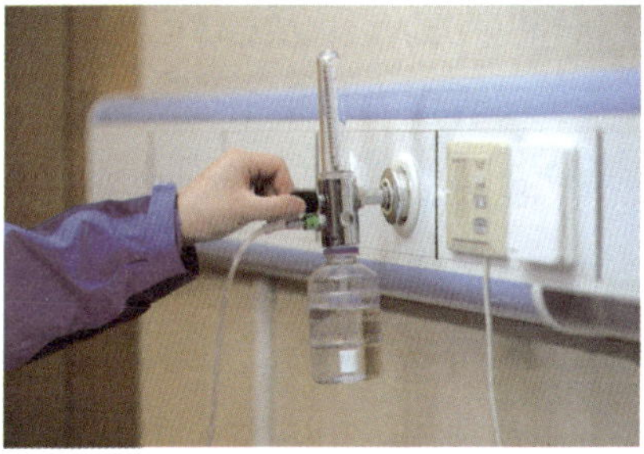

图 5-32 停氧：关闭流量开关

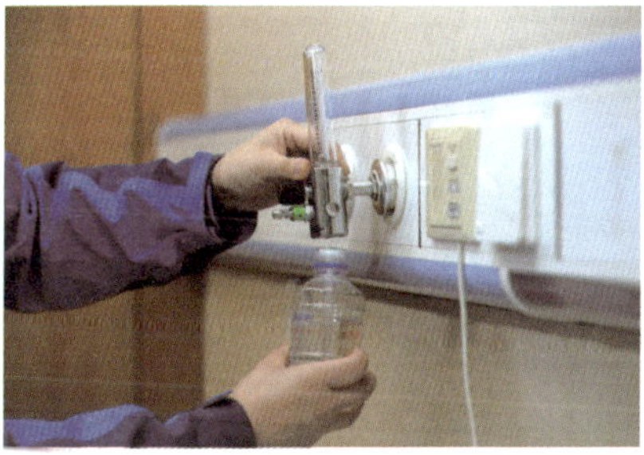

图 5-33 停氧：卸下湿化瓶

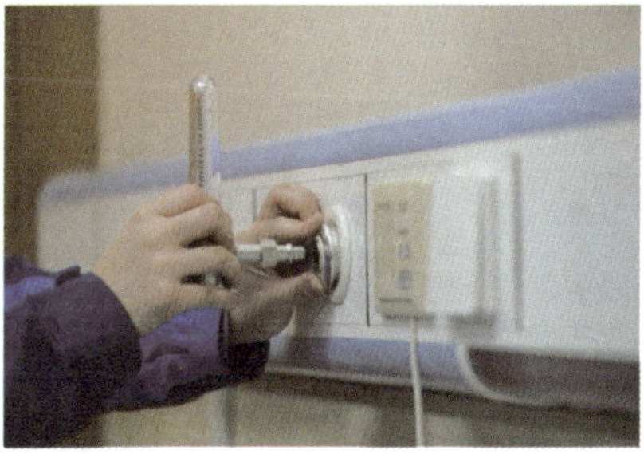

图 5-34 停氧：卸下流量表

（五）主要供氧设备及操作方法

供氧设备主要有中大型集中供氧设备、车载移动供氧设备和便携式供氧设备。

中大型集中供氧设备安装于专门机房内，常用于医院、酒店等人员集中场所供氧。制氧机制氧后经过氧气输出管道供给用户使用。中大型集中供氧设备示意图如图 5-35。

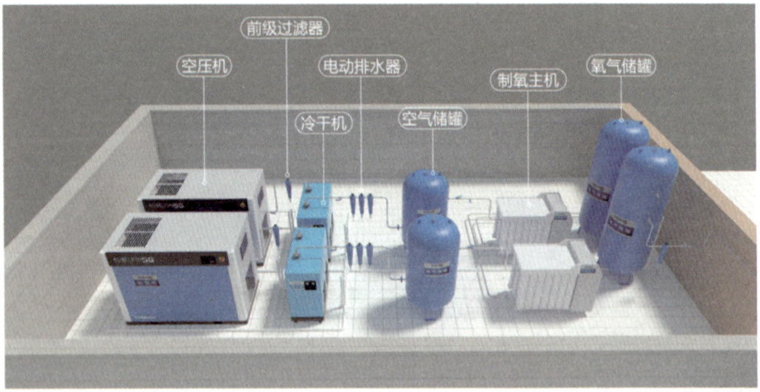

图 5-35 中大型集中供氧设备

车载式制氧机主要利用物理法制氧，采用逆变技术将 12 伏 /24 伏直流电压转换成三相交流电压供给压缩机，空气压缩机将空气压缩到分子筛吸附塔内，在一定压力作用下，将空气中含有的氧气富集起来，从而实现车载制氧功能。车载式制氧机原理图和车载移动式制氧机实物图分别如图 5-36 和 5-37 所示。

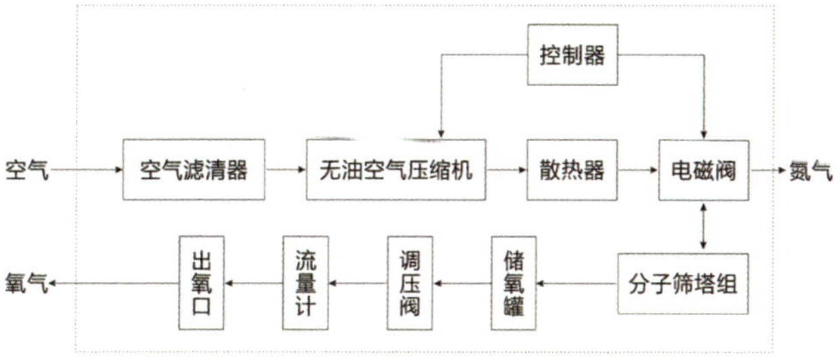

图 5-36 车载式制氧机原理图

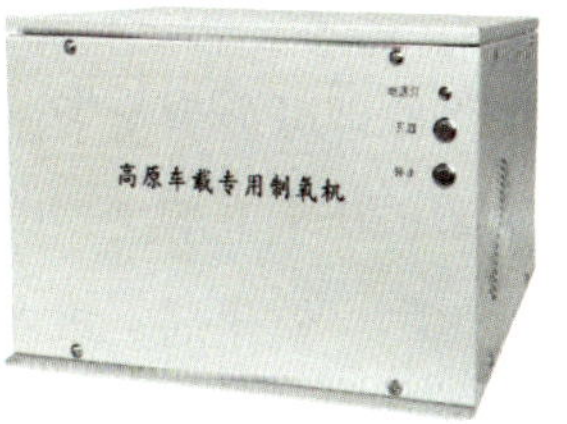

图 5-37 车载移动式制氧机

便携式供氧设备主要包括：移动式小型制氧机、便携式制氧机、一次性氧气罐、小型气罐（瓶）供氧等。便携式供氧设备如图 5-38 所示。

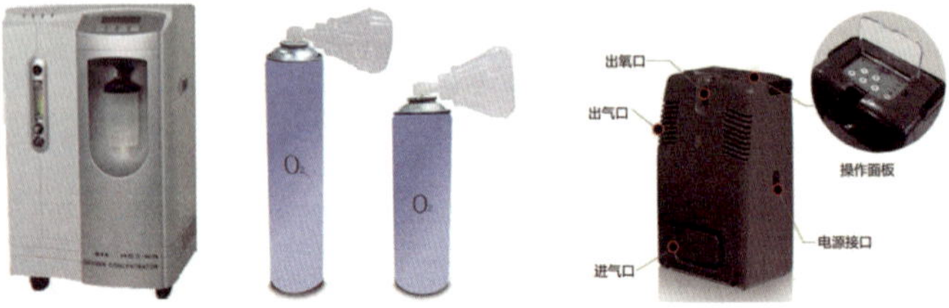

移动式小型制氧机　　一次性氧气罐　　便携式制氧机

图 5-38 便携式供氧设备示意图

1. 制氧原理

制氧技术按工作原理可分为化学制氧和物理制氧两大类。化学制氧主要包括水电解法、电化学法、超氧化物氧气再生、过氧化物 - 催化剂 - 水混合产氧、氯酸盐氧烛热分解等。物理制氧主要采用空气分离法，即以空气为原料，利用深冷分离法、膜分离法、分子筛吸附等方法将空气中的氧和氮分离而得到氧气。

分子筛吸附制氧法，因其与化学制氧方法相比，原料是空气，来源广泛、成本低廉，且安全、无污染、制氧量大；而与膜分离法制氧相比，其制取的氧气浓度达 90% 以上，远远高于膜分离法的 30% 左右的氧浓度；与深冷分离法制氧相比，则设备简单、安全性好、规模灵活且能小型化、一键启停、自动化智能化程度高。因此，分子筛吸附制氧法已经成为当今主流制氧方法，在冶金、医疗等行业中得到了广泛的应用，应用于大型制氧机（也称制氧站）、车载式制氧机、家用制氧机以及便携式制氧机等。

氮和氧都具有四极矩，但是氮的四极矩（0.31 埃）比氧的（0.10 埃）大得多，在分子筛中的扩散速率不同，在 0.40—0.60 兆帕压力下，氮在碳分子筛表面的扩散速度大于氧的扩散速度。沸石分子筛中的金属阳离子的强极化能力使得空气中的氮优先被沸石分子筛选择性吸附，而氧大部分富集于不吸附相中。分子筛本身具有加压时对氮的吸附容量增加，减压时对氮的吸附容量减少的特性。利用这种特性采用变压吸附法进行氧、氮分离。

分子筛吸附法基于分子筛选择性的吸附特性，以压缩空气为原料，以分子筛为吸附剂，在常温低压的条件下，利用分子筛加压时对空气中的氮气吸附容量增加，减压时对空气中的氮气吸附容量减少的特性，形成加压吸附、减压解吸的快速循环过程，使空气中的氧和氮气得以分离；而空气中的二氧化碳、气态酸和其他气态氧化物等均属于分子极性很强的物质，很难通过分子筛，从而使产出氧纯度达到 93% ± 3%（体积分数）以上。图 5-39 是分子筛吸附剂的实物图，氧气和氮气经分子筛分离的过程如图 5-40 所示。

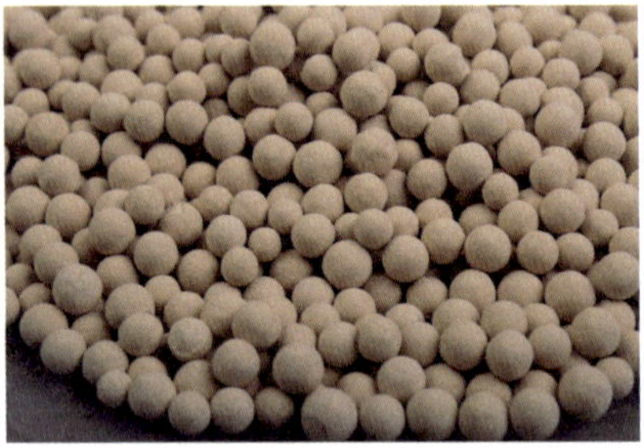

图 5-39 分子筛吸附剂

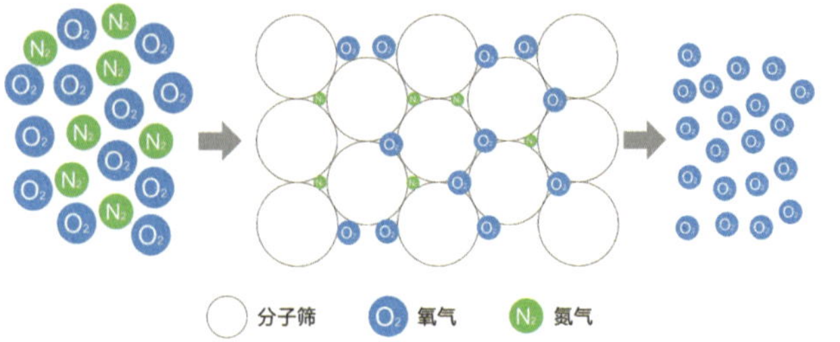

图 5-40 氧气和氮气经分子筛分离的过程

（1）中大型制氧机

中大型制氧机系统包括发电机组、空气压缩机、冷却干燥机、多级过滤器、空气储存罐、制氧主机、氧气储存罐、氧气增压机、氧气灌装机、充氧台及汇流排等设备。采用可编程控制和可编程终端技术，具备智能控制、状态监控、声光报警、故障自诊断功能，操作简单、运行可靠。这种类型的制氧机产氧迅速，氧浓度高、耗电量低、成本低、安全稳定，适用于各种人群氧疗和保健用氧。

原理：外部空气经过空气压缩机（下称空压机）除尘、压缩、除油后得到洁净无油压缩空气，经过滤后送入冷却干燥机（下称冷干机）脱除水分，再经二级过滤后存储于空气储气罐，空气储气罐经过第三级过滤后送入由两台吸附塔组成的分子筛吸附制氧法制氧装置，利用塔中装填的专用沸石分子筛吸附剂选择性地吸附掉氮气，而氧气则以 93% ± 3%（体积分数）的纯度由制氧机产氧口排出。在降压时，吸附剂吸附的氮气解吸出来，通过制氧机排气口排出，经吹洗后，吸附剂得以再生。完成再生后的吸附剂经均压升压和产品升压后又可转入吸附。两塔交替使用，达到连续分离空气制氧的目的。

制氧机产生的高浓度氧气（浓度在 90% 以上）储存于氧气储气罐，氧气储气罐中的氧气经过除菌过滤器过滤后得到无菌、无味、无尘的高浓度医用氧气，经过氧气输出管道供给用户使用。控制系统主要由控制器、气动系统、AB 制氧模块、仪器仪表等组成，由控制器进行参数设置和控制。下面主要以大型制氧机为例，介绍制氧机的使用要点。制供氧流程的原理图和大型制氧机示意图如图 5–41 和 5–42 所示。

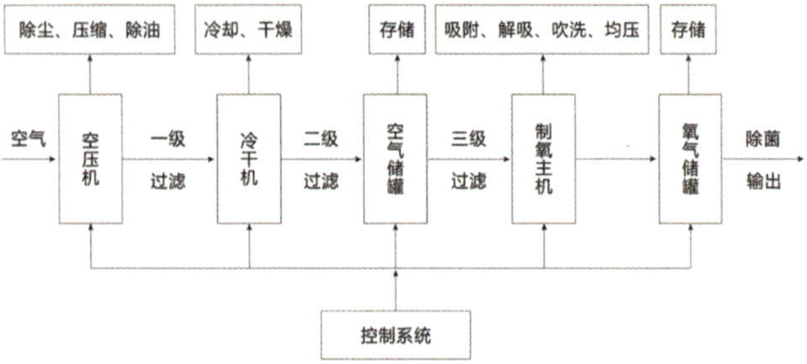

图 5–41 制供氧流程的原理图

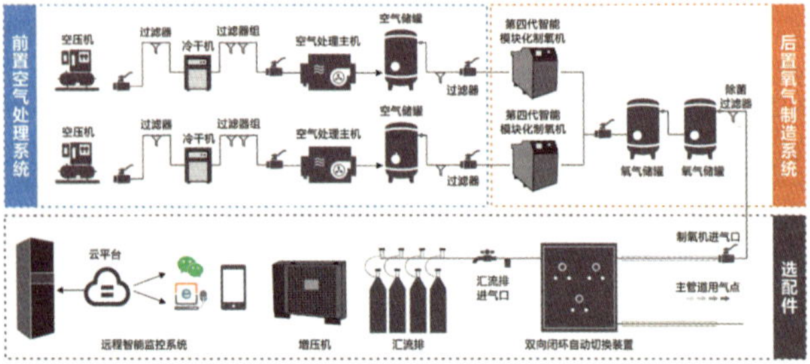

图 5–42 大型制氧机示意图

大型制氧机适用于集中供氧。优点是使用安全且较为经济。缺点为需要大功率电源，有一定噪声，体积大、占地大，且须定期保养。

大型制氧机使用注意事项：

①大型制氧机系统必须由经过操作训练的人员操作；

②大型制氧机空压机周围禁止堆放任何易燃物；

③空压机周围禁止动用明火；

④空压机运行过程中，人身和衣物应远离压缩机带轮、风叶、皮带等运动件，亦不能用手直接触摸气缸及管道，以免烫伤；

⑤注意安全用电，非专业人员或未经许可请勿擅动电路电器。

（2）灌装机

制氧机制得的氧气经过氧气罐之后，再经由灌装机从 0.25 兆—0.60 兆帕增压至 12 兆—15 兆帕，最后经由充氧台充入氧气瓶中。气体灌装机采用全无油压缩机，依靠增压的方式将待灌装的气体进行灌装。对工作环境要求较高，一般要求在通风、低温、无明火的工作区域进行灌装，需修建 3 面防爆墙。

充氧台作为氧气充装时使用的配套装置，控制输出的高压氧气分别向若干气瓶中充装。通过高压软管将各个氧气瓶汇集在一起，可手动开关阀门组，完成对气瓶组充装的控制。设有安全排放装置，保证气瓶充装过程的安全可靠。灌装机充氧示意图如图 5-43 所示。

为保证氧气汇流排安全可靠运行，需注意：（1）换瓶充氧前，保持氧气瓶接口清洁，绝对禁止沾染油污；（2）各阀门开关速度必须缓慢，过快开关会使气路部件因受到高压气流冲击而损坏，甚至可能引起燃烧。

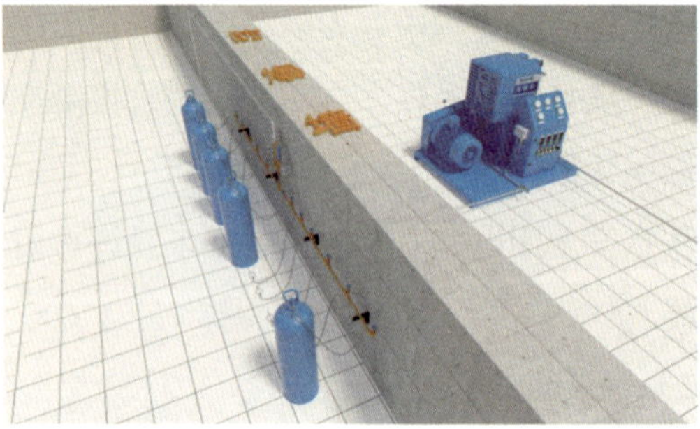

图 5-43 灌装机充氧示意图

（3）医用氧气钢瓶

医用氧气钢瓶是最常用的供氧设备。通过高压将氧气压缩在钢瓶中，用钢瓶作为容器来储存氧气。氧气钢瓶属于移动式压力容器，其使用及监检须按相关法律法规执行。氧气钢瓶运输和储存有一定要求，如不得曝晒、不能与易燃气体钢瓶混装、并放，不能靠近明火或普通电气设备，必须使用专用的氧气减压阀。传统医用氧气钢瓶由于自身重量及使用安全要求较高，多在固定地点由相对专业人员指导使用。目前市面上压缩氧气钢瓶大小不一，方便搬运的较小容量的氧气钢瓶较为多见，其中常见规格为2升、4升、7升、10升、20升、40升等容量，瓶身重量约数千克到十几千克不等，根据其容量不同，可以持续供氧3—20小时。其优点是价格便宜，容易获得；缺点是相对笨重，搬运需耗费较多人力，需反复充装。

医用氧气钢瓶作为较专业的供氧装置，多用于卫生所、医院等专业卫生机构，在处置严重缺氧或者合并有其他并发症的人群时，能较长时间持续供氧并可以据情况按需调节氧流量。医用氧气钢瓶及其配套装置如图5-44所示。

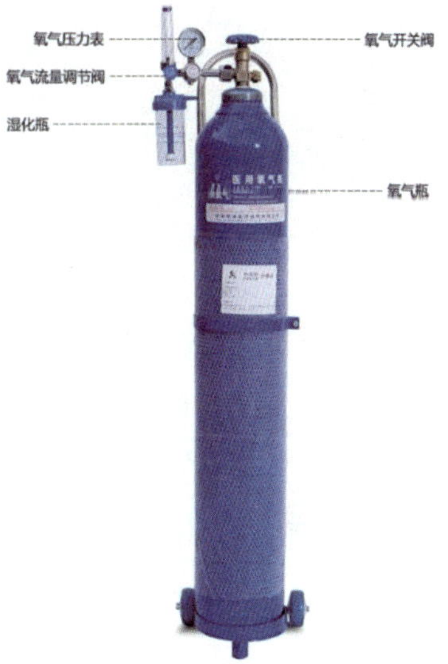

图5-44 医用氧气钢瓶及其配套装置

医用氧气钢瓶的规范使用步骤：

①逆时针旋转氧气开关阀半圈到一圈，观察氧气压力表是否显示压力，确定氧气瓶有氧压后关闭氧气开关阀。如图 5-45 所示；

②鼻导管及面罩吸氧方法详见本部分“用氧方法”。

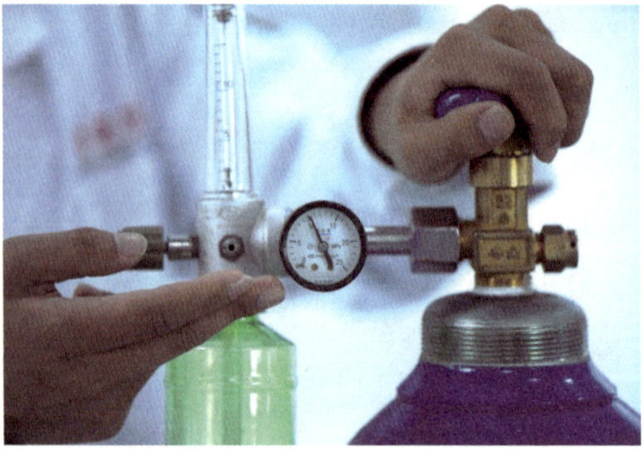

图 5-45 氧气瓶氧气开关阀

医用氧气钢瓶的使用注意事项：

①四防。氧气是助燃物质，同时又是高压气体，因此，在使用氧气时，要做到用氧四防，即防震、防火、防热、防油。并在制氧和用氧的显著位置张贴警告标识。（如图 5-46）

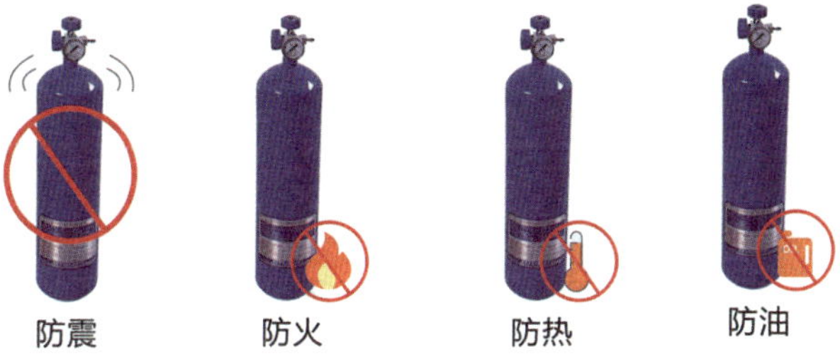

图 5-46 用氧四防

②搬运。搬运氧气瓶时应避免倾倒和撞击。（如图 5-47）

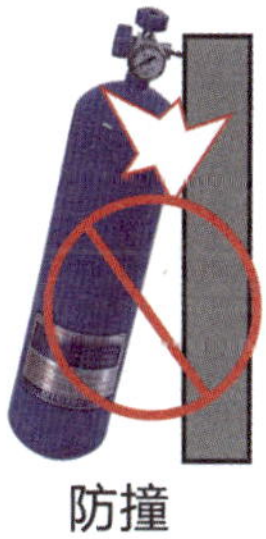

图 5-47 氧气瓶避免倾倒和撞击

③存放。氧气瓶应放在阴凉处，周围严禁烟火和放置易燃物质，距离火源至少 5 米以上，距离暖气等热源至少 1 米以上。（如图 5-48）

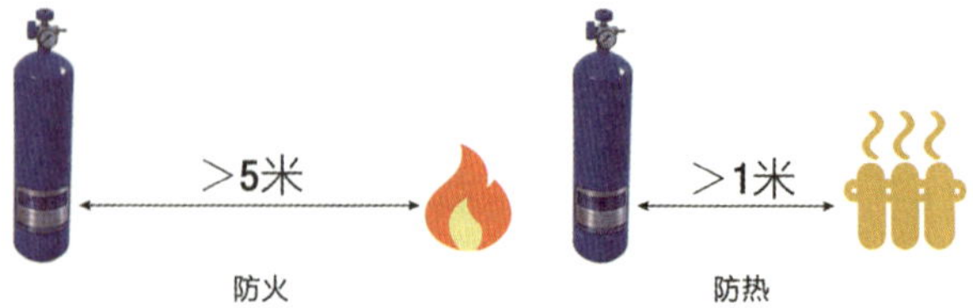

图 5-48 氧气瓶防火防热

定期检查钢瓶内氧气，对未用或已用完的氧气瓶要分别注明“满”或“空”的字样，空瓶要及时到制供氧站（点）进行灌装或更换。（如图 5-49）

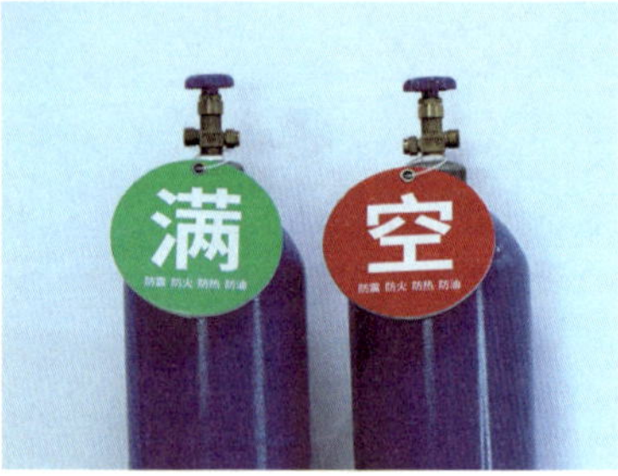

图 5-49 空、满瓶标识示意图

氧气压力表及螺旋接口上不能涂抹油污，也不能用带油的手装卸，以免引起燃烧。钢瓶内氧气不能用尽，氧气流量表压力指示不能低于 0.20 兆帕，保持瓶内高压以免其他气体杂质渗入导致再灌氧时发生意外。在开启氧气开关阀和减压器时，人要站在侧面；开启的速度要缓慢，防止有机材料零件温度过高或气流过快产生静电火花而造成燃烧；湿化瓶严禁倾斜，水位低于下标线时及时补加水；非使用期间，气瓶开关必须处于关闭状态；氧气瓶附件有缺损，阀门螺杆滑丝时，应停止使用；按瓶肩部钢印时间，每三年送具备法定资格的检验单位进行检验。

2. 便携式供氧设备

（1）便携式分子筛制氧机

旅游作为全面建成小康社会的主要生活质量指标之一，已经成为了现代人类最喜爱的活动之一。高原地区的自然环境、人文风情等总是神秘且令人向往，便携式分子筛制氧机能有效缓解缺氧带来的高原反应。

1）结构原理

前往高海拔地区不管自驾还是乘坐公共交通工具，均可准备吸氧设备，特别是小巧轻便、易于携带、方便充电、氧气纯度高、使用时间长、工作稳定的便携式制氧装备。其原理一般为分子筛制氧，采用变压吸附分离技术，从大气中分离氧气，极大地提升了急进高原供氧保障能力。设备一般配有大屏幕显示面板，机器运转情况一目了然，触摸式的按键设计让操作简单易控；以锂电池作为供电电源，可配备备用电池，电池充电和更换方便；氧流量可分挡调节，一般分为 3 挡，可为吸氧者提供 1–3 升 / 分的氧气流量，并在每个流量位上设有指示灯，可以让使用者非常方便地进行流量调整或状态监视。为了节省氧气，现代便携式制氧机大部分采用脉冲式供氧方法，吸氧者吸气时，压力传感器检测到吸气管路产生的负压，驱动制氧机开始供氧，吸氧者呼气时，压力传感器检测到吸气管路产生的正压，控制制氧机停止供氧，从而达到提高氧气利用率的目的。单人便携式分子筛制氧机如图 5–50 所示。

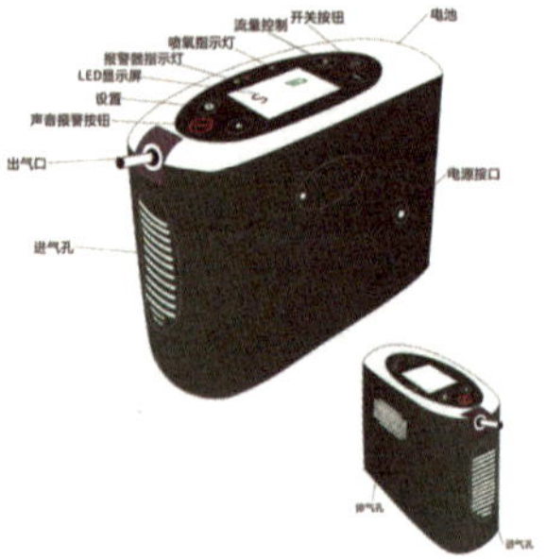

图 5–50　单人便携式分子筛制氧机

2）操作使用

①电源的连接。注意：请勿堵塞排气口和进气口；勿接近热源。

②电池模式。滑动插入电池，直到电池锁扣弹回原来位置。

③外接电源模式。将交流电源适配器插头连接到电源，将电源适配器的输出接头与制氧机连接，连接电源后，电源适配器上的绿色 LED 灯将会亮起，制氧机会发出“嘀”声。（如图 5-51 至 5-53）

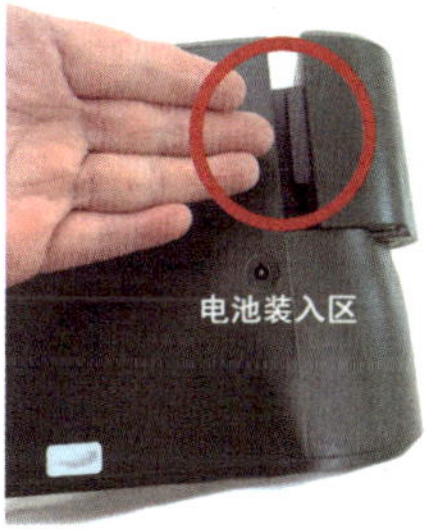

图 5-51 电池装入区

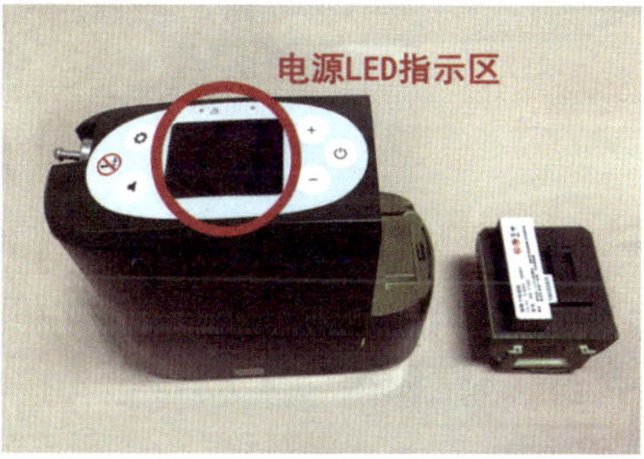

图 5-52 电源 LED 指示区

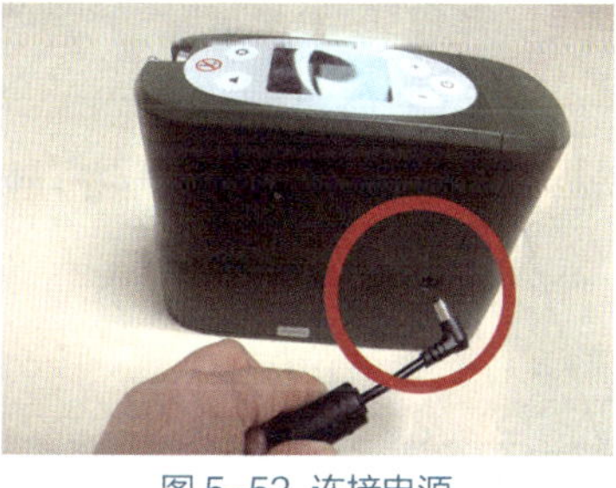

图 5-53 连接电源

④连接吸氧管路。如图 5-54 所示，出气口位于制氧机的顶部，将吸氧管连接到设备上的导管接头。确保导管连接顺畅，防止导管挤压或弯折，以免阻断氧气气流。

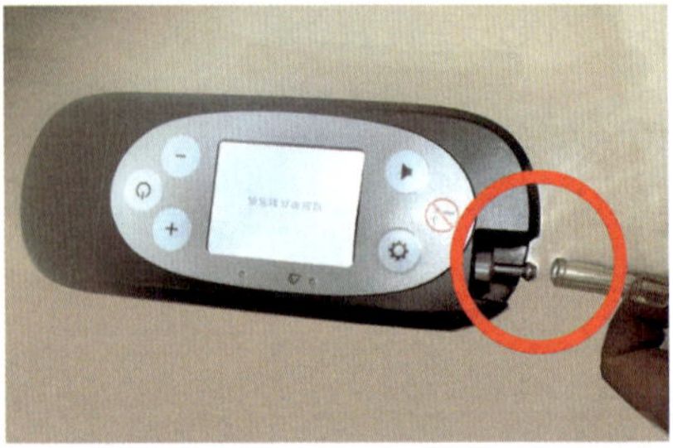

图 5-54 将吸氧管连接到设备上的导管接头

3）开启和关闭设备

启动时显示器将出现流量和当前电池状态。在机器预热的时间内，氧气浓度正在增加但可能达不到规定浓度。如果设备在极低温度的环境下使用，可能需要额外的预热时间，在正常条件下，机器预热时间约为 2 分钟。将制氧机设置为合适的流量模式（固定为“5”），使用过程中可根据实际需要使用“+”或“-”按钮调节流量。停止使用时，长按电源按钮即可关机。（如图 5-55）

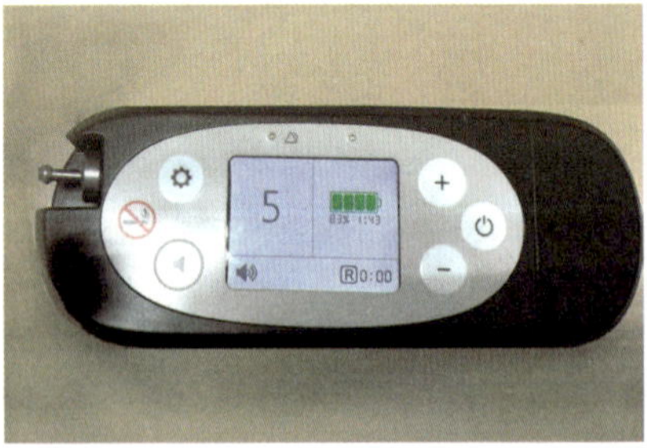

图 5-55 打开电源，适配器 LED 灯亮起

4）吸氧

气流稳定后即可通过吸氧管进行吸氧。制氧机能够感应呼吸，当制氧机未检测到呼吸时，制氧机将自动进行三秒一次的脉冲式供氧；当制氧机检测到呼吸时，制氧机会基于呼吸频率来进行脉冲式供氧。当呼吸频率改变时，制氧机将会感知到变化并相应地对脉冲频率做出调整。

5）注意事项

制氧机要放置在室内通风处，确保进气口、出气口正常工作；制氧机摆放位置不要距用户太远，确保用户能够听到警报声音。

严禁在可燃麻醉剂、洗涤剂或其他化学蒸气存在的环境下使用该设备。在设备使用过程中，用户感到身体不适，需立即就医。需定期更换吸氧管。严禁两个及两个以上人员共用一根吸氧管。

（2）移动式小型制氧机

移动式小型制氧机包括化学制氧、富氧膜制氧以及分子筛制氧，主流产品主要采用分子筛制氧。以空气为原料，基于变压吸附制氧原理，利用分子筛物理吸附和解吸技术，在加压时将压缩空气中的氮气吸附，收集未被吸附的氧气经过净化处理制成高浓度氧气，减压时，将吸附的氮气解吸后释放到环境空气中，整个过程为周期性动态循环。移动式制氧机采用市电作为电源，用脉冲式供氧取代传统的连续供氧方式，具有重量轻、噪声低等特点。移动式小型制氧机的吸氧操作方法示意图如图 5–56 所示。

操作方法：

①将瓶内装有 1/3—1/2 纯净水的湿化瓶连接至制氧机氧气输出口；

②将鼻导管连接至湿化瓶氧气出口；

③开启制氧机电源，氧气浓度逐渐达到吸氧要求；

④调节流量调节旋钮或选择流量按键使氧气流速达到预设值；

⑤按要求佩戴吸氧鼻导管或面罩；

⑥吸氧结束后，摘下吸氧鼻导管或面罩，关闭电源开关。

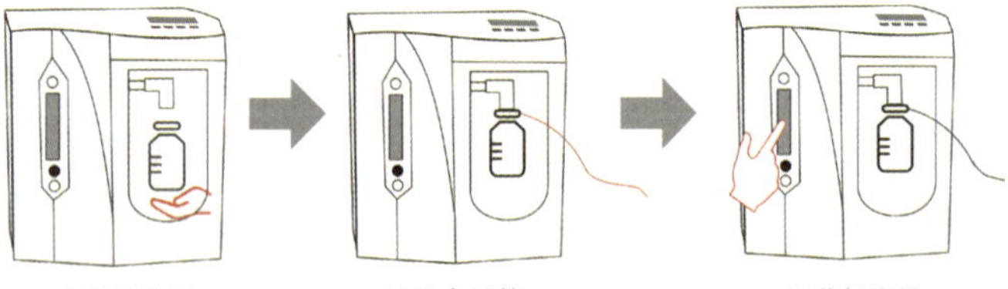

图 5–56 移动式小型制氧机的吸氧操作方法

（3）固体氧气发生器

固体氧气发生器以固体含氧化合物为原料，通过催化分解，制备高纯化学氧，储存期为固态，使用时气固分离。反应原理主要是采用高氧功能材料，密封在一个能承受一定温度的薄壁罐体中，供氧时只需按动或拉动一下启动机构，启动机构产生的热量使产氧药块分解，释放出氧气和热量，热量维持药块持续反应。因此它不依赖于其他外界条件（如水、电及其他物质）而持续制氧。固体氧气发生器的操作示意图如图 5–57 所示。

固体氧气发生器使用方法如下：

①检查外观是否存在破损，打开外盖，拉开外层拉环，检查保险销、出氧管是否完整，内层是否完整；

②将鼻导管或面罩连接至出氧口，正确佩戴鼻导管或面罩；

③拔下保险销，开始吸氧；

④吸氧完毕后，取下鼻导管，使用后的罐体集中收集、销毁。

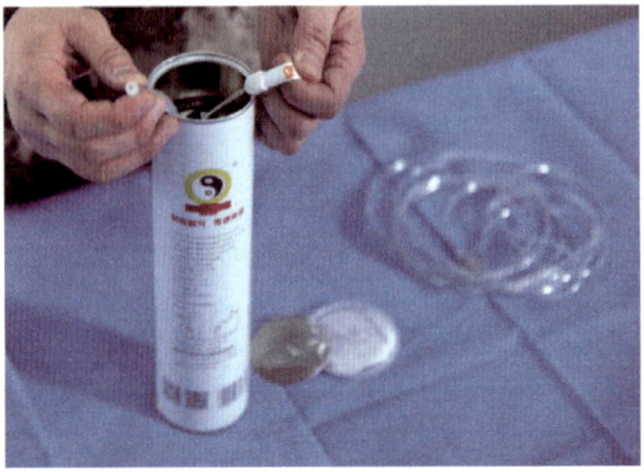

图 5-57 固体氧气发生器

（4）小型便携式一次性氧气罐

随着高原旅游的发展，大量旅客在进入高原的过程中以及到达高原时需要使用便携的供氧装置，小型便携式一次性氧气罐便应运而生，供缺氧者使用。小型便携式一次性氧气罐容量多在 1 升以下，通常配有简易面罩，在气雾罐顶部装有揿压装置，使用时直接揿压气雾阀，为延长氧气罐使用时间，吸气时才揿压气雾阀，呼气时放开气雾阀。优点是简单、易操作，缺点是流量难以控制且持续使用时间较短。小型便携式一次性氧气罐使用过程简单，可分为检查、打开、安装、按压吸氧四个步骤，如图 5-58 至 5-62 所示。

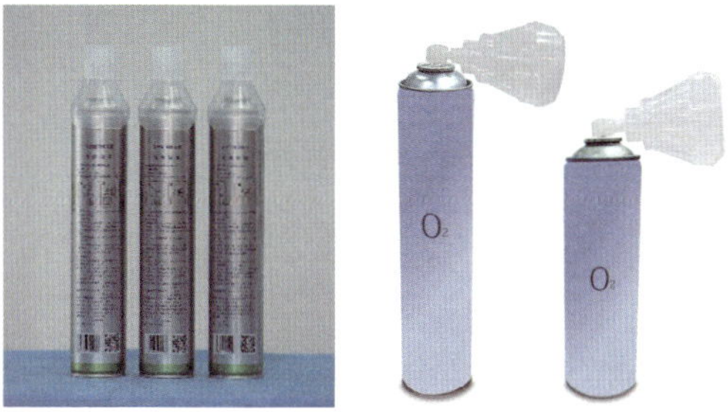

图 5-58 小型便携式一次性氧气罐

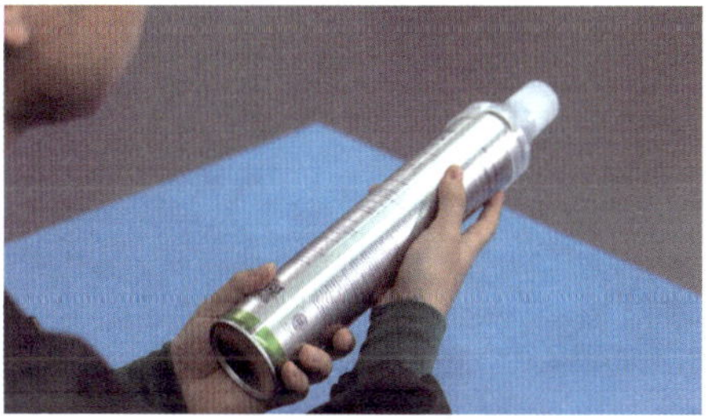

图 5-59 检查外包装完整性及使用期限

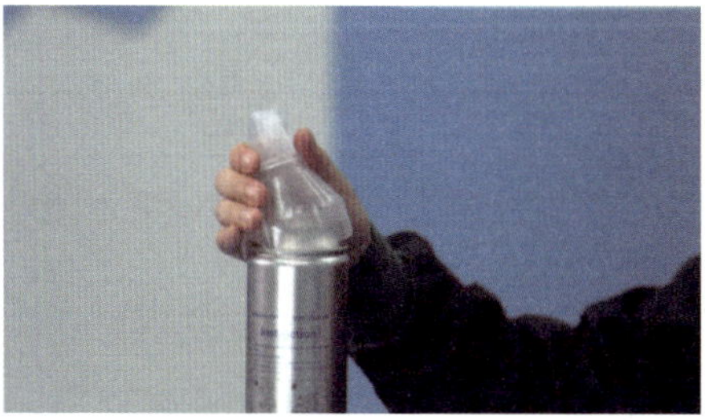

图 5-60 打开简易面罩

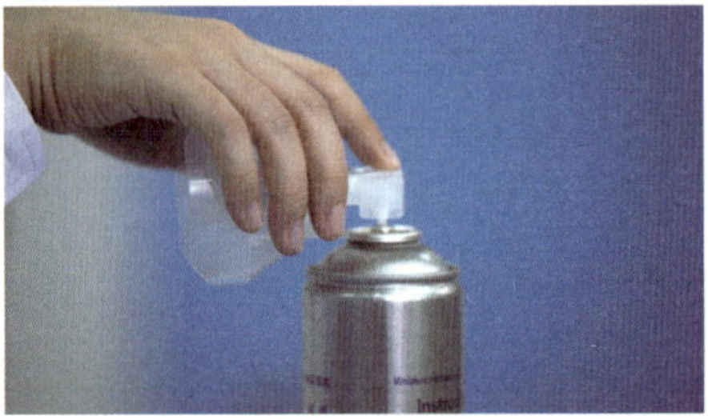

图 5-61 将简易面罩安装在揿压气雾阀上

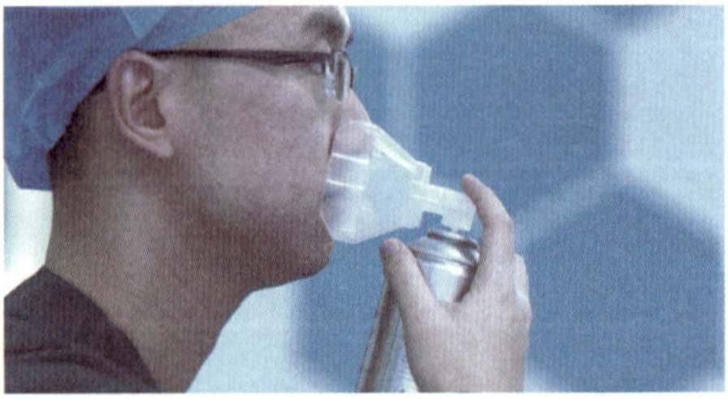

图 5-62 吸气时揿压气雾阀吸氧，
呼气时松开气雾阀

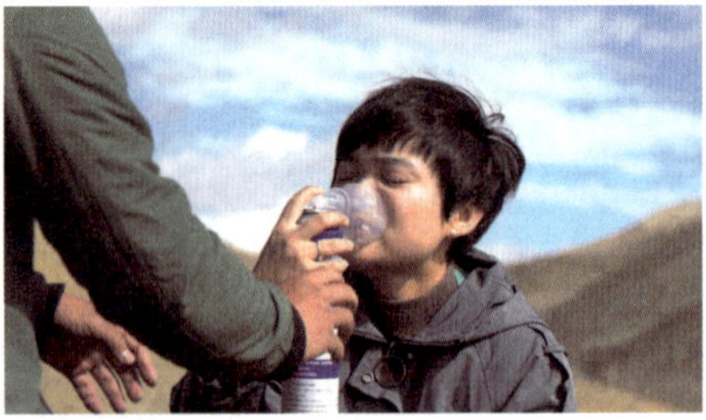

图 5-63 高原旅游者使用小型便携式
一次性氧气罐吸氧

（六）高压氧治疗

高压氧医学是一门新型的学科，仅百余年历史，国内于二十世纪六十年代才起步，自改革开放以来，氧舱的数量、专业队伍、科学研究以及临床应用都有突飞猛进的发展，现在已经成为一个完整的学科。高压氧治疗是指病人在医用加压舱内，在超过一个大气压环境下吸纯氧以达到治疗疾病目的的一种医疗方法。在临床中有着广泛的用途，并取得了良好的临床治疗效果。

高压氧治疗的作用机理是在高气压和高浓度氧的作用下，机体对氧的摄取和利用方式发生了改变，使血液及组织中氧分压增高、氧含量增加、氧弥散力增强。研究证明在2—3个大气压下吸纯氧，动脉血氧分压可升至1770毫米汞柱，增加近十余倍；每公斤组织储氧量可从13毫升增至195毫升，相当于常压下吸空气的15倍左右。因此，高压氧有利于解除组织缺氧状况，改善组织器官因缺氧所造成的功能障碍，并使机体中枢神经、循环、呼吸、消化及内分泌等系统的生理机能发生一系列变化，从而使细胞的活力增强，提高其自身功能，促进机体的康复。

急性重症高原病救治重点在于快速、及时、准确、有效。高压氧显著增加血氧分压，提高血液及组织氧含量，改善组织供氧，对急慢性高原病具有明显治疗效果，目前高压氧已成为高原病，尤其是急性高原病救治的重要辅助治疗手段。

1. 高压氧防治急性轻型高原病

急性轻型高原病具有发病早、起病急、症状轻、治疗难度小等特点，但如不重视可发展成急性重症高原病——高原肺水肿和高原脑水肿，除常规药物防治外，高压氧也是防治高原病的有效手段。对于急性轻型高原病，高压氧治疗效果明显，优于常压面罩吸氧，高压氧治疗可快速模拟低海拔环境，及时纠正低氧，防止患者病情进一步恶化，提高治愈率。

2. 高压氧在急性重症高原病治疗中的应用

（1）高压氧与高原肺水肿急救

有文献指出治疗高原肺水肿最可靠有效的方法是快速转运至海拔 1000 米以下和（或）吸氧维持血氧饱和度 90% 以上。高压氧舱可模拟正压环境，迅速降低海拔，并可在舱内吸氧，纠正缺氧，缓解症状，有效治疗高原肺水肿。文献报道在常规治疗基础上应用高压氧治疗高原肺水肿具有显效快、效果显著、缩短病程等优势，提高治愈率，降低病死率。缺氧将引起肺动脉压力增高以及炎性介质释放增加，进而导致肺小血管壁通透性增加，出现“漏孔”，最终导致肺水肿产生。高压氧则有助于迅速纠正缺氧，有效改善肺组织血供，促使“漏孔”闭合。

（2）高压氧与高原脑水肿急救

高原脑水肿发病率不高，但是一旦发生后果非常严重，病死率高于高原肺水肿。在不能立即下送至低海拔地区的情况下，除常规治疗外，应进行高压氧治疗。有报道在海拔 4636 米现场应用高压氧治疗高原脑水肿 42 例，治疗后 4 小时与对照组比较，“格拉斯哥昏迷评分”差异明显，疗效优于对照组。缺氧引起脑血管扩张，脑血流量增加，血管通透性增加，水分通过血脑屏障进入脑实质，同时缺氧时腺嘌呤核苷三磷酸（简称三磷酸腺苷）产生减少，脑细胞膜钠泵运转障碍，导致脑细胞水肿。高压氧可通过改善脑血流和脑组织供氧，降低颅压，减轻缺氧性脑损伤。

高压氧治疗作为急性高原病辅助和紧急治疗手段，在高原低氧环境下有助于迅速缓解症状，对赢得后送时间有着重要的价值。

3. 高压氧与慢性高原病治疗

长期生活工作在海拔 3000 米以上的人群，常易出现慢性高原病，主要有高原红细胞增多症、高原衰退症、高原血压异常和高原心脏病，目前除脱离高海拔低氧环境外，尚无明确的方法进行防治。高压氧治疗高原红细胞增多症所致高黏滞综合征效果显著，症状缓解明显，疗程短；但高压氧对高原衰退症、高原血压异常和高原心脏病的治疗未见报道。有研究探讨应用长期氧疗能够减轻移居海拔5000米以上青年慢性高原病的脂质过氧化反应，改善缺氧造成的重要脏器损伤及保护线粒体氧化呼吸功能，降低慢性高原病患病率，对预防慢性高原病的发生有重要作用。研究显示高压氧能明显改善低氧条件下的生理功能，提高移居者的脑－体功能水平和人员体力负荷劳动时的抗氧化能力。

4. 高压氧与高原脱适应综合征

机体长期处于高原低氧环境形成的高原生理适应，在返回平原后，出现一系列症状、体征，如头晕、耳鸣、胸闷、乏力、嗜睡、腹泻、反应迟钝、记忆力减退等，不能用其他疾病来解释，称为高原脱适应综合征，俗称“醉氧”，可能与原低氧环境引起的机体红细胞过度增生、血液黏度增加、肺动脉高压、微循环瘀滞有关，导致组织摄氧及利用氧障碍，这种变化和损害需要较长时间恢复，而目前无特效药物治疗。有文献指出一些出现明显高原脱适应反应患者，经1—2次高压氧治疗后，头晕、胸闷、耳鸣、乏力等症状缓解，经5次治疗后症状、体征基本消失，记忆力和反应能力较治疗前明显增强，表明高压氧治疗疗效显著，能明显缩短高原脱适应的过程。

5. 高压氧治疗方案的制定与选择

平原地区高压氧治疗的常规方案为0.10—0.15兆帕，稳压吸氧时间（30—40）min×2+10min（吸氧30—40分钟左右取下吸氧面罩，吸舱内空气10分钟，再吸氧30—40分钟），减压采用匀速减压20—30分钟或阶段减压法。高原地区由于高海拔、大气压低，高压氧治疗方案（治疗压力、稳压吸氧时间及减压时间）的制定应随着急性高原病病情轻重及救治所在地区的高度不同而有所区别，文献报道稳压治疗期间的压力在0.08—0.20兆帕（表压）。高原肺水肿的高压氧治疗以0.20兆帕压力疗效较好，且安全可靠。文献报道在高原现场采用高压氧治疗轻度高原脑水肿致氧惊厥发生，因而高原现场高压氧治疗急性高原脑水肿应采用较低的压力，一般为0.08—0.10兆帕（表压），避免氧惊厥的发生，同时减压时间应延长为60—90分钟，甚至更长时间，避免病情反跳。高压氧治疗次数与疗效：急性轻症高原病患者经过1—3次治疗，症状可完全消失；高原肺水肿患者轻者经1—2次，重者经3—4次高压氧治疗并结合药物治疗，大部分症状消失或痊愈，好转后下送；高原脑水肿患者经过 2—5 次高压氧治疗，症状缓解、好转、稳定或痊愈后下送，继续治疗能痊愈。

高海拔地区的高压氧治疗方案依据患者的病情可参照平原地区常规方案制定，治疗压力按照表压的压力，而不是绝对压调整达到内地的标准。根据何尔登的减压理论，减压过程应采用阶段减压法，减压停留站点及停留站压力选择应依据不同海拔高度（大气压）及稳压治疗停留的舱压来制定减压方案，方案制定应遵循 [稳压治疗压力(绝对压)/减压后停留站压力(绝对压)] ≤ 2.25，根据不同海拔高度与治疗压力选择停留站点（1—3 个），每站停留时间为 5—10 分钟。

表 5-8 海拔高度、大气压、氧分压关系

海拔高度 / 米	大气压 / 千帕	氧分压 / 千帕	海拔高度 / 米	大气压 / 千帕	氧分压 / 千帕
0	101.3	21.23	3400	66.6	13.95
200	98.9	20.73	3600	64.9	13.6
400	96.6	20.24	3800	63.2	13.25
600	94.3	19.76	4000	61.6	12.91
800	92.1	19.29	4200	60.05	12.58
1000	89.9	18.83	4400	58.5	12.25
1200	87.7	18.37	4600	57	11.93
1400	85.6	17.93	4800	55.5	11.62
1600	83.5	17.49	5000	54	11.32
1800	81.5	17.07	5200	52.6	11.02
2000	79.5	16.65	5400	51.2	10.73
2200	77.5	16.24	5600	49.8	10.43

续表

海拔高度/米	大气压/千帕	氧分压/千帕	海拔高度/米	大气压/千帕	氧分压/千帕
2400	75.6	15.84	5800	48.5	10.16
2600	73.7	15.45	6000	47.2	9.89
2800	71.9	15.06	7000	41.1	8.61
3000	70.1	14.68	8000	35.6	7.46
3200	68.3	14.32	9000	30.7	6.43

我国是世界上高原面积最大、高原海拔最高、高原人口最多的国家，高原病对急进高原及世居高原人群的作业能力影响较大。高压氧可有效缓解高原病症状，在提高人员作业能力，保障人员健康方面有着积极重要的作用。但高压氧舱不是真正的低海拔环境，只能作为辅助或紧急治疗手段，对重症患者起到急救和争取后送时间的积极作用，并且在急性高原病急救上缺乏针对不同海拔、不同个体、不同病症患者的标准、个体化的高压氧治疗方案，需做进一步深入探索。

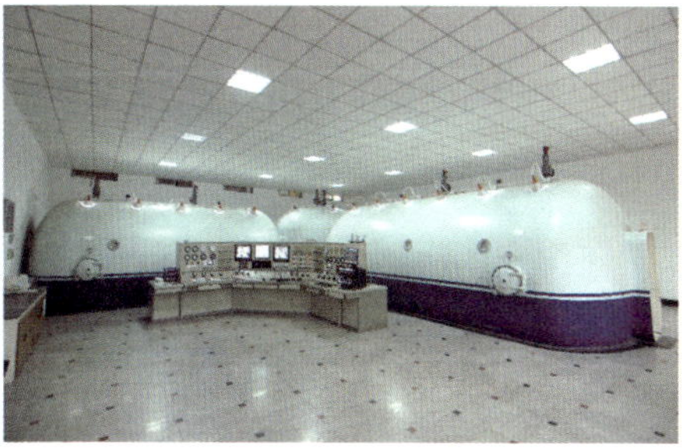

图 5-64 高压氧舱

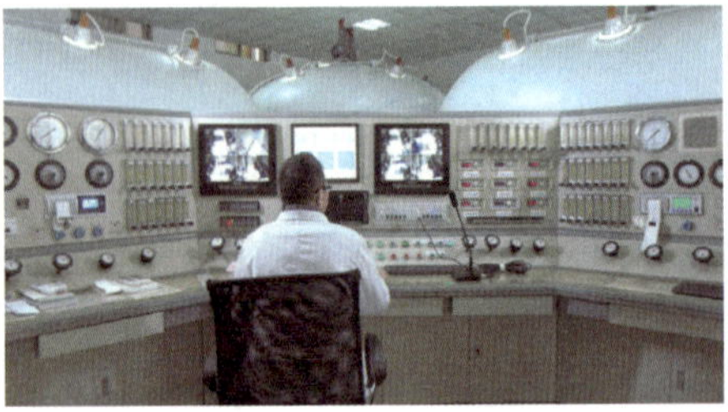

图 5-65 操作高压氧舱

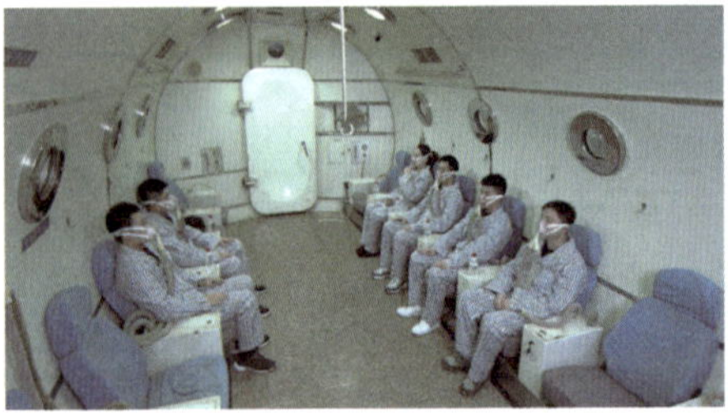

图 5-66 高压氧舱内部

6. 单人增压舱

单人增压舱又叫空气加压舱，是人体缺氧状态下进行强迫补氧快速恢复体能的专用设备。（如图 5-67 所示）

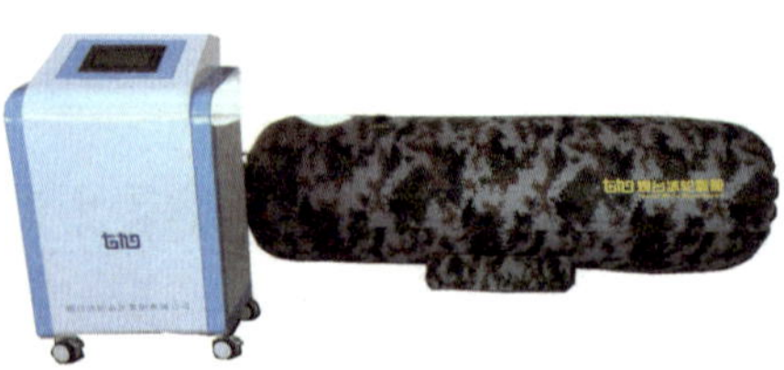

图 5-67 单人增压舱

（1）展开与检查

①先将舱体平铺，整理舱体软质部分；

②检查舱体部分是否完整，有无破损，阀门、接头是否完好，检查舱体出入口处气囊，如气体不足，请充气；

③检查控制箱是否完好，显示屏是否正常，接头是否有松动；

④检查管路有无异物堵塞，有无油污污染。

（2）安装管路与调试

①分别安装加压管、供氧管、采样管、减压管；

②开启控制箱电源，在舱体空载情况下进行加压检查，重点检查加压、减压是否正常，有无泄漏、异常变形、异常响声；发现异常立即停止使用，检查排除故障。控制面板如图 5-68 所示。

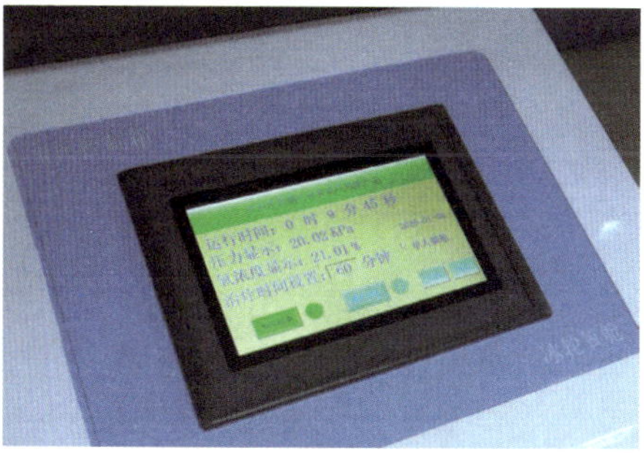

图 5-68 开启控制面板

（3）操舱程序

操作示意图如图 5-69 所示。

①开电源，进入控制界面；

②根据需要进行治疗时间的设置；

③点击“治疗开始”，治疗人员进舱，依次关闭舱门双层拉链，关闭减压阀，缓慢升压；

④操作人员点击“雾化芳香开始”，以增加舱内人员吸氧舒适度。

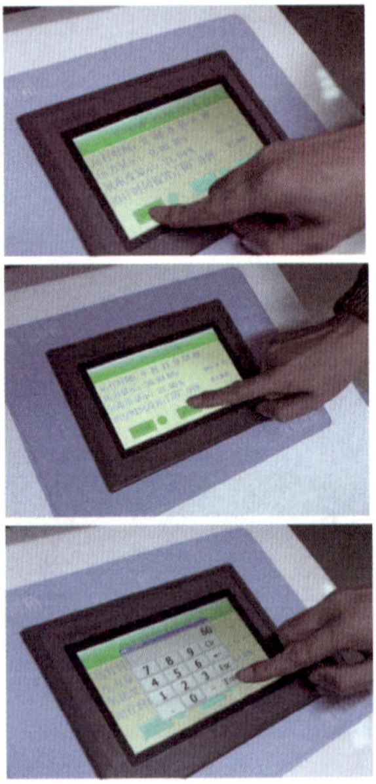

图 5-69 根据治疗需要进行数据调整

（4）点击“监测”按钮，进入监测画面

治疗结束，治疗人员或舱外操作人员缓慢转动手动减压阀，压力降低后，打开舱门双层拉链，人员出舱。

出舱后，先清洁舱内卫生，必要时进行消毒，关闭舱门双层拉链，关闭减压阀。点击“消毒开始”，即可对舱内进行消毒；点击“雾化排污开始”，即可对雾化器进行排污处理，时间一般为 10—15 分钟。

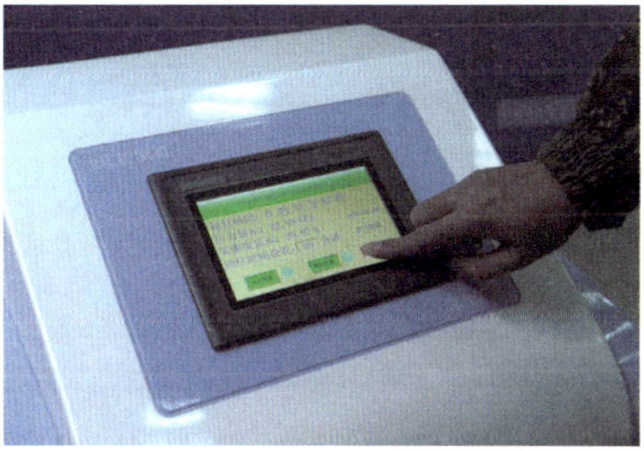

图 5-70 点击“监测”按钮，进入监测画面

（5）注意事项

①舱内压力是一个动态的平衡过程，通风装置始终以 20 升 / 分左右的流量向舱内供气，所以应适当开启减压阀，便于舱内的压缩空气排出舱外，维持舱压的动态平衡。

②治疗过程中操作人员需经常询问舱内人员的感

觉。当舱内人员发出不适信号时，应立即停止加压，并且，在舱内人员未明确表示感觉良好前，不可继续加压。

（七）机械通气

进入高原后出现急性呼吸衰竭或者慢性呼吸衰竭急性加重，经过保守治疗后效果不佳而且持续发展者，甚至呼吸停止，为机械通气的适应证。其禁忌证为气胸、咯血及肺大泡等。依照是否需要气管插管或气管切开，机械通气分为有创机械通气和无创机械通气。

患者自然通气功能出现障碍时，可以借助特别器械使病人恢复有效通气并改善氧合。机械通气的目的是维持氧分压和二氧化碳分压在适当的水平，并减少呼吸做功。通过机械通气，可以纠正低氧血症和组织缺氧，防止或改善肺不张及呼吸肌疲劳，保证镇静剂和肌松剂的安全性，减少全身氧耗并降低颅内压。机械通气属于重症医学范畴，需要在较高级别医院由专科医生实施，通常在其他氧疗方式无效时采用。

1. 无创机械通气

适应证：神志清楚、合作、短时间使用呼吸机者。

方法：用头带将面罩紧闭固定在口鼻处，接呼吸机。

优点：使用方便。

缺点：容易漏气，增加一定的机械死腔量，舌后坠时可造成通气量不足，有可能造成胃肠胀气，对面部有压迫作用，病人自觉不适，不易口腔护理与吸痰。

2. 有创机械通气

分为经口气管插管和气管切开。

（1）经口气管插管

适应证：

①需要较长时间机械通气，而又不考虑进行气管切开者；

②不能自主清除上呼吸道分泌物、呕吐物或者出血，有误吸风险者；

③下呼吸道分泌物过多或出血需要反复吸引者；

④存在上呼吸道损伤、狭窄、阻塞、气管食管瘘等影响正常通气者；

⑤患者自主呼吸停止，需紧急建立人工气道进行机械呼吸和治疗者。

优点：

①插管容易，适合于急救场合；

②减少死腔量；

③管腔相对大，吸痰容易，气道阻力较小；

④气道密封较好，呼吸机治疗效果好。

缺点：

①下颌活动及口腔分泌物容易造成导管移位、脱出；

②清醒病人不易长时间耐受，一般可留置 3—7 天；

③口腔护理不方便；

④可产生牙齿、口咽损伤；

⑤长时间插管产生喉、会厌损伤者较多；

⑥气管插管操作期间易发生心血管反应，如血压升高、心率增快、一过性房、室性早搏等。

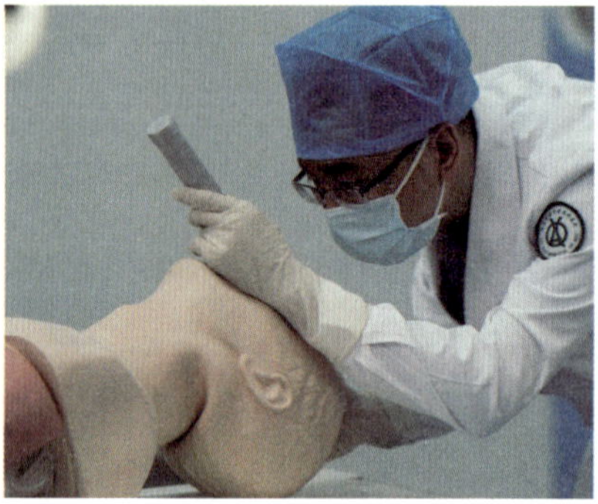

图 5-71 气管插管

（2）气管切开

适应证：

①需长时间使用呼吸机者；

②已行气管插管，但仍不能顺利排除支气管内分泌物者；

③因上呼吸道阻塞、狭窄、头面部外伤等，无法进行气管插管者；

④已行气管插管一段时间，病人自觉难受或须经口进食，并且仍需呼吸机治疗者。

优点：

①明显减少无效腔，因而减少呼吸功能的消耗；

②气切导管短、口腔大，气流阻力小；

③便于吸除气管、支气管内分泌物；

④患者可吞咽咽部分泌物，并可饮水、进食，便于营养、水分的补充；

⑤患者容易耐受可保持数月或数年，口腔护理容易。

缺点：

①创伤较大，可发生切口出血或感染；

②需要特殊护理，经常更换敷料；

③操作复杂，不适用于紧急抢救；

④痊愈后颈部留有瘢痕，可能造成气管狭窄。

第六章

急进高原前准备

（一）应急预案

高原地区神秘而美丽，但对于快速进入高原而准备不充分的人则蕴含诸多危险，因此我们应做好充分的准备，对进入高原后可能发生的危险与疾病做到心中有数，有备无患。

第一，制定详细的路线，选择适合的交通方式，明确目的地及沿途海拔、气候环境，查询当地风土人情、自然地理、交通情况。

第二，掌握必要的医学知识、常见高原病的症状及处理方法，做好身体准备和物资准备，了解目的地及沿途医疗机构分布位置和联系方式。

第三，针对自身特点，对每天行进的路况、海拔等情况充分了解。行程安排不可太紧凑，预留充分的休息时间。需遵循循序渐进，阶梯上升的原则。

第四，保持通信联络，最好结伴而行，住地不应远离城镇。

（二）健康人群急进高原医学指导

孕妇：高原缺氧可能导致孕妇宫内缺氧，引起胎儿窒息或发育不良，因此，不建议孕妇进入高原地区。

儿童：儿童正处于生长发育时期，新陈代谢旺盛，对氧的需求量明显增加，高原环境对儿童的影响较成人大，易发高原反应，且儿童的自制能力和高原适应能力较成人差，此外，高原缺氧可能影响儿童正常发育，因此，不建议3岁以内儿童进入高原。

老人：大于65周岁的人群，原则上进入高原前需体检并咨询相关医务人员。

除以上特殊群体，急进高原的所有人群，出发前都应进行详细的身体检查并建立完善的健康档案。全面掌握个人的健康状况。患有疾病者应在医生的指导下评估是否能进入高原，参见“第三章慢性病患者急进高原医学指南”。

（三）体能适应性训练

结合个人健康档案，急进高原的人群，可有针对性地进行体能适应性训练，体能适应性训练包括有氧运动和抗阻训练两种方式。

有氧运动：即在运动过程中，人体吸入的氧气能够满足机体运动所消耗氧的需求，基本为组织供氧与需氧相等，达到生理上的平衡状态。这种强度的运动可有效增强心肺功能和机体代谢能力，提高免疫力和对环境的适应能力。可采取骑自行车、登山，适当距离负重跑、游泳、变速跑等运动方法。

抗阻训练：即等张训练、等长训练和等速训练，是一种保持恒定运动速度的肌力抗阻训练方法，包括举哑铃、沙袋等、通过滑轮及绳索提起重物、俯卧撑、下蹲起立、仰卧起坐等练习。

体能适应性训练应在进入高原前1—2个月开展，进行训练前需根据个人情况，有计划地制定训练方案，切不可盲目实施，须做到持之以恒。提高机体对缺氧环境的适应性，有效降低高原病的发生率。

（四）心理准备

准备进入高原的人群，应准确把握自己的性格、对真实自我有更多的了解，发现自己的优势和潜能，可根据自身条件，通过各种途径了解高原的地理环境、气象环境，树立对高原正确的客观认识，提高预知能力，对可能发生的变故做好充分的思想准备。进入高原前应积极参加高原病健康讲座或者向有高原经验的人请教，认识到急性高原病可预防、可治疗，学习进入高原的注意事项及防护方法，应做到心中有数。学习调节负面情绪，树立良好的心理素质，用积极的态度去应对高原环境对人体的影响，逐渐克服环境变化的消极情绪和思维模式，减轻负面情绪造成的影响。既对进入高海拔地区可能的心理-生理改变有所了解，做好防护，也要避免盲目自信，不遵循规律。应坚持在高原环境中逐渐习服后开展正常活动，并且能够相互支持。

（五）物资准备

高原地区空气稀薄且干燥，紫外线辐射强度高，昼夜温差大，有“一天四季”即早春、午夏、暮秋、晚冬一说，充分的物资准备才能适应高原环境，做到有备无患。

衣物：高海拔地区，据研究表明海拔每升高1000米，气温下降约6℃，但因高原空气稀薄，白天可能烈日当空，气温高达20℃—30℃，而晚上及清晨气温可能骤降至0℃以下。因此高原高寒地区，遮阳帽、羽绒衣、冲锋衣、保暖内衣裤、防风手套、硬底登山鞋、雨衣都是必备的。人体是恒温环境，过热或者过冷都会打破人体内环境平衡，诱发高原疾病，所以及时增减衣物是关键。

紫外线防护眼镜：高原环境辐射强，强烈的紫外线会对眼睛造成一定损伤，可引起角膜炎、结膜炎等眼科疾病。另一方面，高原雪山连绵，紫外线防护眼镜也可以有效防止雪盲症的发生。

护肤防晒物品：皮肤是身体的屏障，皮肤的健康是我们健康的基础，紫外线照射是造成皮肤损伤的主要原因之一。研究数据表明，海拔每升高 1000 米，紫外线量增加 10%—20%。另外高原地区干燥且风大，导致皮肤易干燥而产生皲裂。因此携带高防晒指数的护肤霜是很有必要的。

食品：进入高原地区后，随着海拔的升高，可能食欲下降，可根据自身情况，准备易消化的高营养、高热量食品，以促进食欲，补充能量。建议带口香糖，因为高原地区海拔差别较大，不同交通方式中的快速升降易引起人耳膜耳鼓的不适，咀嚼口香糖可以缓解耳鸣感。

药品：高原特殊的自然环境对人体有多方面的影响，使人体免疫力下降，易生病。在高原广大地区，卫生条件较平原相对较差，所以应自备一些常用药品，有备无患。高原病预防药品分为西药和中药两类。（表 6–1）.

表 6-1 急进高原预防及治疗药品

药品名	用法用量	不良反应	禁忌证	备注
乙酰唑胺（处方药）	125 毫克，口服，2 次 / 日	常见四肢麻木及刺痛感、恶心、食欲缺乏、困倦、体重减轻、抑郁、金属样味觉，腹泻及多尿等	乙酰唑胺或其他碳酸酐酶抑制药、磺胺类药、噻嗪类利尿药过敏；肾上腺衰竭及肾上腺皮质功能减退；低钠血症及低钾血症；严重肝、肾功能障碍；高氯性酸中毒；心力衰竭；有尿结石病史；慢性非充血性闭角型青光眼；等等	至高原前 3 天开始服用，连服 4—7 天
醋甲唑胺（处方药）	150 毫克，口服，1 次 / 日	常见四肢末端麻木感；听力障碍或耳鸣；疲劳；食欲减退; 味觉失常; 胃肠功能紊乱如恶心、呕吐和腹泻; 多尿; 以及间断性的嗜睡和意识模糊等	电解质紊乱，严重肾、肝功能不全，肾上腺衰竭以及高氯性酸中毒，慢性非充血性闭角型青光眼等	至高原前 2—3 天开始服用，连服 4—7 天

续表

药品名	用法用量	不良反应	禁忌证	备注
地塞米松（处方药）	0.75—1.50 毫克，口服，2 次 / 日	本品较大剂量易引起糖尿病、骨质疏松、消化道溃疡和类库欣综合征症状；对下丘脑－垂体－肾上腺轴抑制作用较强；并发感染为主要的不良反应；等等	肾上腺素皮质激素类药物过敏者；严重的精神病史；活动性胃溃疡、十二指肠溃疡；新近胃肠吻合术后；较重的骨质疏松；糖尿病；严重的高血压；未能用抗菌药物控制的病毒、细菌、真菌感染；血栓性静脉炎；活动性肺结核；等等	与乙酰唑胺一起服用效果较好
氨茶碱缓释片（处方药）	200 毫克，口服，2 次 / 日	恶心、呕吐、易激动、失眠等	对氨茶碱过敏的患者；活动性消化道溃疡和未经控制的惊厥性疾病；等等	遵医嘱
布地奈德喷雾剂（处方药）	64 微克，鼻腔内喷入，2 次 / 日	气道：局部刺激、轻微的血性分泌物、鼻出血等；全身：血管性水肿；皮肤：荨麻疹、皮疹、皮炎、瘙痒等	布地奈德、福莫特罗或吸入乳糖（含少量牛乳蛋白质）有过敏反应等	至高原前 2—3 天开始使用，连续使用 4—7 天

续表

药品名	用法用量	不良反应	禁忌证	备注
复方丹参滴丸	10 丸，口服或舌下含服，3 次 / 日	偶见胃肠道不适	尚不明确	至高原前 5—7 天开始服用，连服 7—10 天
红景天	适量泡水服用	尚不明确	尚不明确	至高原前 5—7 天开始服用，连服 7—10 天
人参、西洋参等	适量泡水服用	尚不明确	尚不明确	至高原前 5—7 天开始服用，连服 7—10 天

（注：处方药品需在医师指导下使用）

助眠药物：高原低氧环境对人体的神经系统的影响最为敏感，人体容易出现神经功能失调，睡眠障碍，包括早醒，失眠等一系列症状。但应注意助眠药物有抑制呼吸系统的作用，应在医师指导下使用。（表 6–2）

表 6-2 睡眠镇静药品

药品名	用法用量	不良反应	禁忌证	备注
酒石酸唑吡坦（处方药）	10 毫克，口服，1 次 / 晚	眩晕、嗜睡、恶心、呕吐、头痛、记忆减退、夜寝不安、腹泻、摔倒、麻醉感觉和肌痛等	唑吡坦或任何一种成分过敏；严重呼吸功能不全；睡眠呼吸暂停低通气综合征；严重、急性或慢性肝功能不全，肌无力；18 岁以下儿童；孕妇；哺乳期妇女；等等	
艾司唑仑（处方药）	遵医嘱	乏力、口干、头胀和嗜睡；有依赖性；出现呼吸抑制或低血压等	本品或其他苯二氮草类药物过敏者、重症肌无力者、急性闭角型青光眼患者；精神类疾病者；呼吸功能不全者；肝、肾功能损害者；中枢神经系统处于抑制状态的急性酒精中毒者；18 岁以下儿童；孕妇；哺乳期妇女；等等	

（注：处方药品需在医师指导下使用）

促胃肠动力药品：缺氧会导致胃肠肌肉的收缩蠕动减退，引起胃肠分泌紊乱和消化性功能不良，产生易饱、腹胀、恶心、呕吐等消化不良症状，影响食欲和营养吸收。（表 6-3）

表 6-3 促胃肠动力药品

药品名	用法用量	不良反应	禁忌证	备注
莫沙比利（处方药）	5 毫克，口服，3 次 / 日	腹泻、腹痛、口干、皮疹、倦怠、头晕、心悸等	本品过敏者；胃肠道出血、穿孔者；等等	
多潘立酮片（处方药）	10 毫克，口服，3 次 / 日	头痛、头晕，嗜睡、倦怠、神经过敏；锥体外系副作用症状；等等	多潘立酮过敏者、嗜铬细胞瘤、乳腺癌、机械性肠梗阻、胃肠道出血、孕妇等	需餐前 15—20 分钟服用

（注：处方药品需在医师指导下使用）

控制腹泻药品：缺氧环境会使人体内分泌紊乱，易导致排便次数明显超过平日频率，粪质稀薄，水分增加，造成脱水症状及电解质平衡紊乱等，会让人全身虚弱无力，甚至出现心律失常等严重疾病。（表 6–4）。

表 6-4 控制腹泻药品

药品名	用法用量	不良反应	禁忌证	备注
蒙脱石散（处方药）	1 袋，口服，3 次 / 日	便秘等	尚不明确	
诺氧氟沙星胶囊（处方药）	400 毫克，口服，2 次 / 日	胃肠道反应、中枢神经系统反应、过敏反应等	本品及氟喹诺酮类药过敏等，儿童禁用	

（注：处方药品需在医师指导下使用）

解热镇痛药品：头痛是人体进入高原最常见的反应之一，影响睡眠，诱发高原疾病。（表 6–5）

表 6–5 解热镇痛药品

药品名	用法用量	不良反应	禁忌证	备注
布洛芬（处方药）	0.2—0.4 克，口服，1 次 /4—6 小时	消化不良，胃烧灼感，胃痛、恶心和呕吐等	消化性溃疡史、胃肠道出血或穿孔、孕妇及哺乳期妇女等	
对乙酰氨基酚（处方药）	0.3—0.6 克，口服，1 次 /8 小时	过敏性皮炎、粒细胞缺乏、血小板减少、高铁血红蛋白血症、贫血及肝、肾功能损害等	本品过敏者、肝肾功能不全者、孕妇及哺乳期妇女等	

（注：处方药品需在医师指导下使用）

控制血压药品：诸多研究表明，当人体进入高原后血压会升高，会引起头晕、头痛、心悸、耳鸣等症状，如果治疗不当可出现中风、心肌梗死和肾功能衰竭等常见高血压并发症。（表 6–6）

表 6-6 控制血压药品

药品名	用法用量	不良反应	禁忌证	备注
硝苯地平控释片（处方药）	30 毫克，口服，1 次 / 日	外周水肿、头晕、头痛、恶心、乏力和面部潮红、一过性低血压、心绞痛、心悸、鼻塞、胸闷、气短、便秘、腹泻、胃肠痉挛、腹胀、骨骼肌发炎、关节僵硬、肌肉痉挛、精神紧张、颤抖、神经过敏、睡眠紊乱、视力模糊、平衡失调、白细胞减少、血小板减少、紫癜、过敏性肝炎、齿龈增生、抑郁、偏执、偶有心肌梗死和充血性心力衰竭发生、肺水肿、心律失常等	本品过敏者、妊娠期妇女等	同时也可预防高原肺水肿等
贝那普利片（处方药）	10 毫克，口服，1/ 日	心血管：低血压，昏厥，心绞痛、心悸和肢体水肿等；肾脏：无明显肾脏疾病的患者，血尿素氮和血肌酐值增高等；血管性水肿：可引起血管性水肿等；胃肠道：便秘、胃炎、呕吐、胰腺炎和黑粪症等；精神神经：焦虑、性欲减退、失眠、神经过敏、感觉异常；皮肤：Stevens-Johnson 综合征、天疱疮、过敏反应（皮炎、瘙痒症、皮疹），光过敏、潮红等；血液：血小板减少症、溶血性贫血等；其他：哮喘、支气管炎、呼吸困难、鼻窦炎、感染、关节炎、尿道感染、阳痿、脱发、关节痛、肌痛、虚弱、多汗；等等	有过敏反应及有血管神经性水肿；孕妇；哺乳期妇女；孤立肾、移植肾、双侧肾动脉狭窄；等等	肾功能不全者需在医师指导下使用

续表

药品名	用法用量	不良反应	禁忌证	备注
厄贝沙坦片（处方药）	150毫克口服，1/日	低血压、头痛、眩晕、心悸、咳嗽、荨麻疹、血管神经性水肿、消化不良、胃灼热感、腹泻、骨骼肌疼痛、疲劳、上呼吸道感染、焦虑、胸痛、咽炎、恶心呕吐、皮疹、心动过速等	本品过敏者；妊娠期妇女、哺乳期妇女；等等	肾功能不全者需在医师指导下使用

（注：处方药品需在医师指导下使用）

除上述药品外，进入高原还需准备个人常用的感冒药，及时治疗及预防感冒的发生，同时也需准备维生素复合片，及时补充维生素，增强自身免疫力，减少高原病的发生。

（六）风险评估

高原环境影响人体的主要因素是缺氧，尤其是长期居住平原的人群，进入高原环境往往会因为缺氧导致人体产生一系列症状，包括头痛、头晕、呕吐、心悸、食欲下降等，高原反应如不能及时发现、及时治疗往往会导致严重的后果。因此，我们要掌握一定高原医学常识，对自身高原疾病的发生率有正确的认识，做好出发前的自我评估（见表4-1），评估自身是否适合进行高原作业。如低危和中危人群：进入高原前，应充分做好心理及物资准备，阶梯式进入高原环境，必要时应遵从医师的指导。高危人群，建议避免进入高原环境，如必须前往，应在有充分物资及医疗保障的情况下进入高原。

跋

疾病的预防和诊疗主要依赖于对疾病发生发展规律的认识，从临床实践中获得的证据。高原医学的主要问题都与高原自然环境和进入高原人群的使命及任务分不开，当然也与不同人群特质有密不可分的关系。在世界众多高原环境中，世居高原者由于世代在缺氧环境中繁衍，与环境已经达到高度和谐的程度，习惯上把他们与高原的关系称之为适应（adaptation）。而初入高原的平原世居者则不同，他们的机体相对适应富氧环境，进入高原后各系统分别调整，逐步达到整体上新的稳态，这个过程习惯上称为习服(acclimatization)。习服不良或原有基础疾病者，如何进行医学干预，这是高原医学研究者面临的主要挑战。

除了在理论上需要阐明高原人体机能变化和适应不良的机制，还需要通过获得大规模临床数据，在循证医学理论引领下制定具体的防治指南以规范医学行为。过去很长时间里，高原医学尚缺乏大规模临床试验以提供足够的临床数据。

本书的作者主要来自陆军军医大学第二附属医院全军心血管病研究所，既是高原医学理论研究的参与者，又是临床医学的实践者，不仅在平原地区参与临床实践，更为难能可贵的是，这支团队常年担负着为高原地区大规模人群提供医学保障的任务。与此同时，由于“得天独厚”的条件，他们是迄今为止最大规模高原循证医学临床研究的实施者，建立了全球最大的高原生物医学样本数据库。基于此，作者瞄准了高原缺氧与用氧的科学问题，跟随急进高原人群遂行医疗救护保障，深入开展现场科学研究，着重研究了高原氧疗的规律和疗效，提出了具体的用氧原则和标准，并根据不同人群的临床表现制定了高原氧疗规范。本书是作者常年高原研究成果的总体体现。

需要强调的是，本书不仅是理论研究的成果，更是临床实践的总结，其应用价值不仅限于理论范畴，更重要的是其提供的临床指导价值。本书所涉及的相关内容希望在今后的临床实践中得到进一步完善和修正。

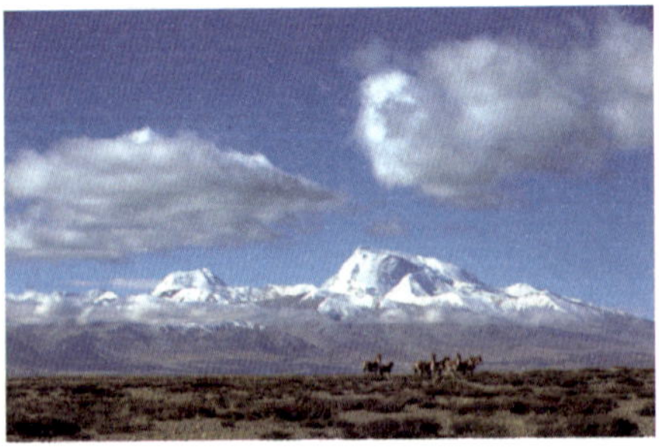